Natürliche Hilfe mit PEA

Ganzheitliche Lösungen für die Gesundheit von Pferd, Hund und Katze

Katharina Hopfner
Roland Grünewald

NATÜRLICHE HILFE

MIT
PEA

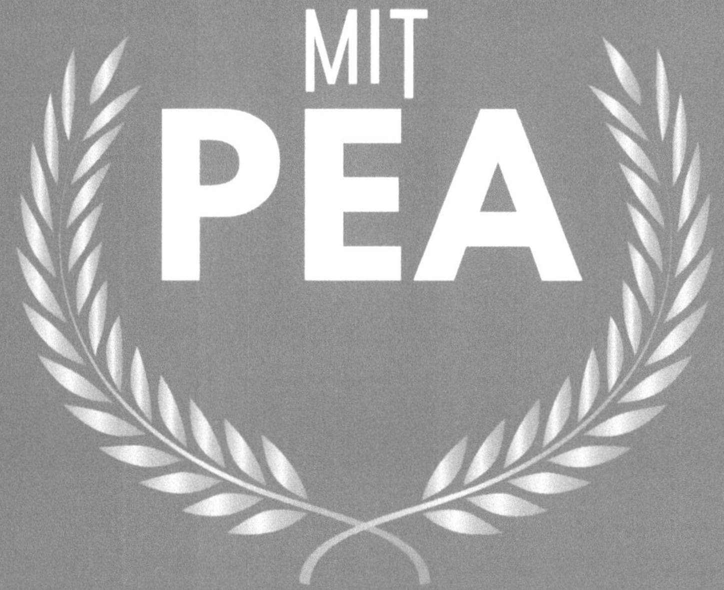

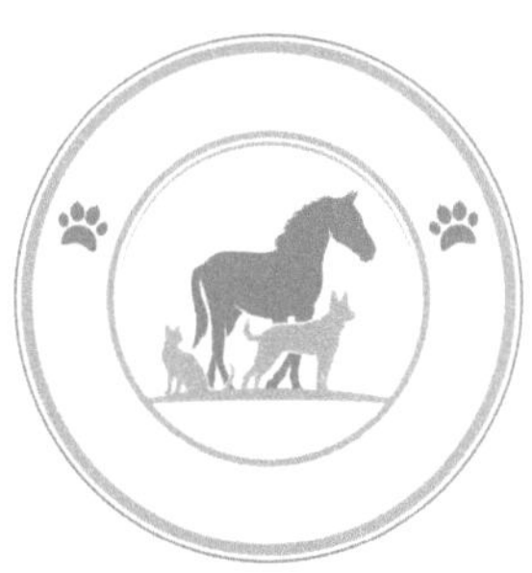

Katharina Hopfner
Roland Grünewald

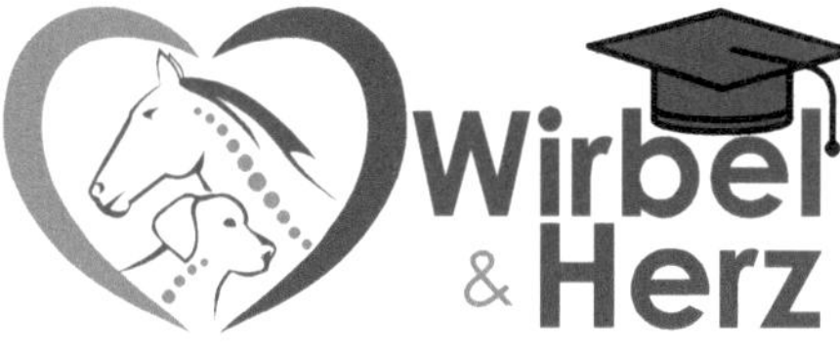

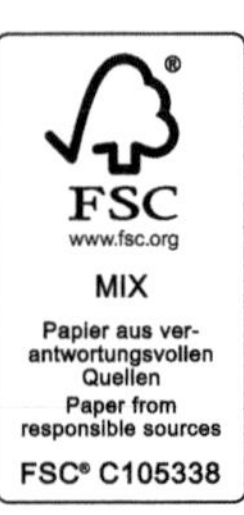

Titel: Natürliche Hilfe mit PEA: Ganzheitliche Lösungen für die Gesundheit von Pferd, Hund und Katze.

Autor: Wirbel&Herz GbR (Katharina Hopfner, Roland Grünewald), Mittelberg 2, 71296 Heimsheim

1. Auflage: 2024

Haftungsausschluss:
Die Inhalte dieses Buches wurden mit größter Sorgfalt erstellt. Für die Richtigkeit, Vollständigkeit und Aktualität der Inhalte können der Autor und der Verlag jedoch keine Gewähr übernehmen. Die Anwendung der im Buch enthaltenen Empfehlungen und Hinweise erfolgt auf eigenes Risiko.

Bibliografische Information der Deutschen Nationalbibliothek: Die Deutsche Nationalbibliothek verzeichnet diese Publikation in der Deutschen Nationalbibliografie; detaillierte bibliografische Daten sind im Internet über http://dnb.dnb.de abrufbar.

Verlag: BoD · Books on Demand GmbH, In de Tarpen 42, 22848 Norderstedt

Druck: Libri Plureos GmbH, Friedensallee 273, 22763 Hamburg

ISBN: 978-3-7693-0327-8

Inhaltsverzeichnis

1. Einleitung: PEA – Ein Blick in die Zukunft der Tiergesundheit

1.1 Einführung in die Bedeutung von PEA in der modernen Tiermedizin

In der heutigen Tiermedizin geht der Trend immer stärker hin zu sanften und gleichzeitig effektiven Lösungen, die das Wohlbefinden unserer Tiere nachhaltig fördern. PEA (Palmitoylethanolamid) steht dabei immer mehr im Fokus. Dieser natürliche Wirkstoff hat das Potenzial, sowohl Entzündungen zu regulieren als auch Schmerzen zu lindern, ohne dabei unerwünschte Nebenwirkungen mit sich zu bringen – eine wertvolle Ergänzung, besonders bei empfindlichen Patienten.

Mit unsere langjährigen Erfahrung haben wir immer wieder erlebt, wie wichtig es ist, den Organismus als Ganzes zu betrachten. PEA ermöglicht genau das: Es unterstützt die natürlichen Prozesse im Körper der Tiere, hilft ihnen, in ihr Gleichgewicht zurückzufinden, und trägt dazu bei, Lebensqualität zu erhalten oder sogar zu verbessern.

In der modernen Tiermedizin gewinnt PEA zunehmend an Bedeutung, weil immer mehr Tierärzte und Therapeuten diese natürliche Substanz in ihre Behandlungspläne integrieren. Ob es um chronische Gelenkbeschwerden bei Hunden, Entzündungen bei Pferden oder die Linderung von Hautproblemen bei Katzen geht – PEA bietet eine natürliche Unterstützung, die Tieren auf sanfte Weise helfen kann, sich wohler zu fühlen und wieder mehr Lebensfreude zu erfahren.

1.2 Kurze Geschichte und Entdeckung von PEA

Die Entdeckung von PEA begann bereits in den 1950er-Jahren, als Forscher erkannten, dass dieser besondere Wirkstoff in vielen Organismen, einschließlich Menschen und Tieren, natürlich vorkommt. Zunächst wurde PEA in bestimmten Nahrungsmitteln wie Eigelb und Sojabohnen identifiziert, doch schon bald stellten Wissenschaftler fest, dass es auch im Körper selbst gebildet wird, vor allem dann, wenn Zellen unter Stress stehen oder Entzündungen vorliegen.

In den 1960er-Jahren rückte PEA in den Fokus der wissenschaftlichen Forschung, als man seine entzündungshemmenden Eigenschaften entdeckte. Eine bahnbrechende Studie zeigte, dass PEA die Immunantwort modulieren kann, was besonders bei entzündlichen Erkrankungen von großer Bedeutung ist. Zu dieser Zeit wurde der Wirkstoff vor allem in der Humanmedizin weiter untersucht. Die Ergebnisse

zeigten, dass PEA eine einzigartige Fähigkeit besitzt: Es unterstützt den Körper dabei, überaktive Entzündungsprozesse zu regulieren, ohne dabei die natürlichen Heilungsmechanismen zu unterdrücken.

In den 1990er-Jahren erlebte die Forschung zu PEA einen erneuten Aufschwung, als zahlreiche klinische Studien seine positive Wirkung bei chronischen Schmerzen, neuropathischen Beschwerden und entzündlichen Erkrankungen bestätigten. Besonders bei Erkrankungen wie Arthritis oder Nervenschäden zeigte sich, dass PEA eine natürliche Alternative zu herkömmlichen Schmerzmitteln darstellen kann, mit einer hohen Verträglichkeit und ohne die belastenden Nebenwirkungen vieler pharmazeutischer Präparate.

Während sich PEA in der Humanmedizin bereits einen festen Platz erarbeitete, dauerte es etwas länger, bis sein Potenzial in der Tiermedizin vollständig erkannt wurde. In den letzten Jahrzehnten zeigten jedoch immer mehr Erfahrungsberichte, dass PEA auch bei Tieren äußerst effektiv ist. Ob Hunde mit Gelenkproblemen, Katzen mit chronischen Entzündungen oder Pferde mit muskulären Beschwerden – PEA hat sich als wertvolle Ergänzung zur herkömmlichen Therapie etabliert.

Heute wird PEA in der Tiermedizin nicht nur wegen seiner entzündungshemmenden und schmerzlindernden Eigenschaften geschätzt, sondern auch wegen seiner Vielseitigkeit. Es kann bei einer Vielzahl von Beschwerden eingesetzt werden, von chronischen Schmerzen über allergische Reaktionen bis hin zu neurologischen Problemen. Die Entdeckung und Weiterentwicklung von PEA markiert somit einen wichtigen Meilenstein in der Tiermedizin, der uns neue Wege eröffnet, Tiere auf natürliche Weise zu unterstützen und ihre Lebensqualität zu verbessern.

1.3 Warum natürliche Lösungen wie PEA in der Tiermedizin an Bedeutung gewinnen

In der modernen Tiermedizin suchen immer mehr Tierhalter und Therapeuten nach sanften, aber effektiven Alternativen zu herkömmlichen Medikamenten. Der Grund dafür liegt auf der Hand: Viele Tiere, besonders ältere oder chronisch kranke, vertragen pharmazeutische Präparate nicht gut oder reagieren empfindlich auf deren Nebenwirkungen. Natürliche Lösungen wie PEA bieten eine vielversprechende Möglichkeit, die Gesundheit und das Wohlbefinden unserer Tiere auf eine sanfte Weise zu fördern, ohne den Organismus zusätzlich zu belasten.

PEA hat sich als natürliche Substanz etabliert, die nicht nur entzündungshemmend wirkt, sondern auch die körpereigenen Abwehrmechanismen unterstützt. Anders als viele synthetische Medikamente, die oft nur Symptome bekämpfen, setzt PEA auf die Regulation der natürlichen Prozesse im Körper. Es greift an den Ursprüngen vieler Beschwerden an – Entzündungen und Schmerzen – und fördert dabei den Heilungsprozess auf eine Art und Weise, die für den Körper verträglich ist.

Warum also genau jetzt der Trend hin zu natürlichen Lösungen wie PEA? Ein wichtiger Faktor ist sicherlich das wachsende Bewusstsein für ganzheitliche Gesundheit, sowohl bei Menschen als auch bei Tieren. Tierhalter wollen nicht nur kurzfristige Linderung für ihre Tiere, sondern eine nachhaltige Lösung, die langfristig das Wohlbefinden verbessert. Hier kommt PEA ins Spiel: Es unterstützt den Körper dabei, sich selbst zu helfen, indem es entzündliche Prozesse reguliert und das Gleichgewicht wiederherstellt.

In der Vergangenheit und natürlich auch aktuell wurde und wird bei vielen Erkrankungen sofort zu starken Schmerzmitteln oder entzündungshemmenden Präparaten gegriffen, die zwar kurzfristig wirken, jedoch oft mit Nebenwirkungen wie Magenschäden, Leberschäden oder einer Belastung der Nieren einhergehen. Diese Probleme treten besonders bei Langzeitanwendung auf, wie es bei chronischen Erkrankungen oft der Fall ist. Tierhalter und Tierärzte suchen daher zunehmend nach Lösungen, die weniger belastend sind und gleichzeitig effektiv wirken. PEA hat sich hier als eine der führenden natürlichen Substanzen herausgestellt, die diese Anforderungen erfüllt.

Ein weiterer Punkt, der zur wachsenden Bedeutung natürlicher Lösungen beiträgt, ist der zunehmende Wunsch nach Individualisierung in der Tiermedizin. Tiere reagieren unterschiedlich auf Behandlungen, und was bei einem Hund gut funktioniert, kann bei einer Katze oder einem Pferd ganz anders aussehen. Natürliche Mittel wie PEA lassen sich gut an die individuellen Bedürfnisse der Tiere anpassen und bieten die Flexibilität, die für eine maßgeschneiderte Behandlung notwendig ist.

Darüber hinaus gibt es mittlerweile eine wachsende Anzahl an Erfahrungsberichten, die die Wirksamkeit und Sicherheit von PEA sowohl bei Menschen als auch bei Tieren belegen. Dies gibt Tierhaltern und Therapeuten das Vertrauen, dass sie mit PEA auf eine erprobte und sichere Lösung setzen.

In der Praxis zeigt sich, dass natürliche Ansätze wie PEA nicht nur als eigenständige Therapie, sondern auch in Kombination mit anderen Behandlungsformen gut funktionieren. So kann PEA beispielsweise begleitend zu physiotherapeutischen Maßnahmen, Akupunktur oder Phytotherapie eingesetzt werden, um die Heilung auf mehreren Ebenen zu unterstützen.

Die Tiermedizin bewegt sich immer mehr in eine Richtung, in der das Wohlbefinden des gesamten Tieres im Mittelpunkt steht – und nicht nur die kurzfristige Behandlung einzelner Symptome. In diesem Kontext gewinnt PEA als natürliche Substanz, die sanft, gut verträglich und gleichzeitig wirkungsvoll ist, an Bedeutung. Sie bietet eine Möglichkeit, den natürlichen Heilungsprozess zu fördern und die Lebensqualität unserer Tiere auf eine schonende Weise zu unterstützen.

2. Chemie und Wirkung von PEA bei Tieren

2.1 Was ist PEA und warum ist es für Tiere relevant?

PEA, oder Palmitoylethanolamid, ist eine natürliche, fettsäurebasierte Verbindung, die im Körper von Tieren und Menschen vorkommt. Sie gehört zur Gruppe der sogenannten Amid-Verbindungen, die auf verschiedene Arten die biologischen Prozesse im Körper unterstützen. Obwohl PEA in vielen Organismen von Natur aus gebildet wird, reicht die Eigenproduktion bei chronischen Erkrankungen oder Entzündungen oft nicht aus, um die gewünschte Wirkung zu erzielen. Hier setzt die therapeutische Anwendung von PEA an.

Für Tiere ist PEA besonders relevant, da ihre Bedürfnisse in der Schmerz- und Entzündungstherapie denen des Menschen ähneln, aber gleichzeitig einige Unterschiede bestehen, die spezielle Lösungen erfordern. PEA greift in den Entzündungsprozess ein, indem es als Entzündungsmodulator agiert – das heißt, es hilft dem Körper, die überschießenden Reaktionen auf Entzündungen zu regulieren, ohne die natürlichen Abwehrmechanismen zu unterdrücken. Dies ist besonders wertvoll bei Tieren, deren Immunsystem fein abgestimmt ist und die häufig sensibel auf synthetische Medikamente reagieren.

Ein weiterer wichtiger Aspekt von PEA ist seine Vielseitigkeit. Es kann sowohl bei akuten Problemen wie Verletzungen und Schwellungen als auch bei chronischen Erkrankungen wie Arthritis oder Allergien eingesetzt werden. Da Tiere nicht immer in der Lage sind, ihren Schmerz oder Unbehagen deutlich zu kommunizieren, ist es umso wichtiger, eine Lösung zu finden, die den Heilungsprozess unterstützt, ohne den Körper zusätzlich zu belasten. PEA bietet genau diese sanfte Unterstützung.

Ein Punkt, der PEA für Tiere besonders relevant macht, ist seine ausgezeichnete Verträglichkeit. Viele konventionelle Medikamente, insbesondere Schmerzmittel oder Entzündungshemmer, belasten häufig Magen, Leber und Nieren. Diese Organe sind bei Tieren, insbesondere bei älteren oder chronisch kranken, oft ohnehin geschwächt. PEA hingegen ist eine natürliche Substanz, die vom Körper gut aufgenommen und verarbeitet wird, ohne die Organe zu belasten oder toxische Nebenwirkungen zu verursachen.

Außerdem ist PEA besonders interessant, weil es nicht nur systemisch wirkt, sondern auch gezielt in entzündlichen Geweben. Das bedeutet, dass es direkt dort ansetzt, wo es gebraucht wird – sei es bei entzündeten Gelenken, gereizter Haut oder beschädigten Nerven. Diese gezielte Wirkung ist für die tiermedizinische Praxis ein großer Vorteil, da sie es ermöglicht, Tieren schnell und effektiv Linderung zu verschaffen.

PEA ist für Tiere aus verschiedenen Gründen besonders bedeutsam: Es ist eine gut verträgliche, natürliche Substanz, die gezielt auf Entzündungen und Schmerzen wirkt, den Heilungsprozess unterstützt und gleichzeitig den Körper nicht belastet. Gerade bei empfindlichen oder älteren Tieren, die auf synthetische Medikamente schlecht reagieren, ist PEA eine wertvolle Ergänzung, die den natürlichen Heilungsmechanismen Raum gibt, sich zu entfalten.

2.2 Wirkungsweise von PEA auf zellulärer Ebene

PEA wirkt auf bemerkenswerte Weise auf zellulärer Ebene und entfaltet seine Effekte in einem komplexen Netzwerk von Zellen und Molekülen im Körper. Um zu verstehen, warum PEA für Tiere so wirksam ist, lohnt es sich, die Mechanismen zu betrachten, die auf der kleinsten Ebene im Körper ablaufen. Diese Mechanismen helfen uns zu verstehen, wie PEA Entzündungen reduziert, Schmerzen lindert und die Heilungsprozesse fördert.

Zunächst einmal gehört PEA zur Gruppe der sogenannten N-Acylethanolamine (NAEs). Diese Gruppe von Molekülen wird vom Körper als Reaktion auf Zellschäden, Entzündungen oder andere Stressfaktoren gebildet. NAEs wie PEA binden an spezifische Rezeptoren in den Zellen und regulieren so verschiedene physiologische Prozesse. PEA hat dabei eine besondere Rolle: Es wirkt als „Entzündungsmodulator". Das bedeutet, dass es das Immunsystem nicht einfach unterdrückt, sondern vielmehr eine übermäßige Reaktion des Körpers auf Entzündungen bremst. So wird der Körper unterstützt, das Gleichgewicht wiederzufinden, ohne dass die natürlichen Abwehrmechanismen geschwächt werden.

Einer der wichtigsten Wirkmechanismen von PEA ist die Aktivierung der sogenannten PPAR-alpha-Rezeptoren (Peroxisomen-Proliferator-aktivierter Rezeptor alpha). Diese Rezeptoren spielen eine Schlüsselrolle bei der Regulation von Entzündungen und Schmerzen. Wenn PEA an diese Rezeptoren bindet, werden entzündungsfördernde Moleküle wie Zytokine gehemmt, die für das Entstehen und die Aufrechterhaltung von Entzündungen verantwortlich sind. Das führt dazu, dass der Entzündungsprozess verlangsamt wird und sich das betroffene Gewebe regenerieren kann.

PEA interagiert außerdem mit Mastzellen, die als „Wächterzellen" des Immunsystems eine zentrale Rolle in der Abwehr von Infektionen und der Reaktion auf Verletzungen spielen. Bei vielen entzündlichen Erkrankungen, wie Arthritis oder allergischen Reaktionen, kommt es zu einer Überaktivität dieser Mastzellen. Das führt dazu, dass zu viele entzündungsfördernde Substanzen freigesetzt werden, die das betroffene Gewebe weiter schädigen. PEA reguliert diese Mastzellen, indem es ihre Aktivität drosselt und somit die Freisetzung von Entzündungsmediatoren wie Histamin reduziert. Diese Fähigkeit, die Mastzellaktivität zu kontrollieren, ist einer der Gründe, warum PEA bei einer Vielzahl von entzündlichen und allergischen Erkrankungen so wirksam ist.

Ein weiterer faszinierender Wirkmechanismus von PEA liegt in seiner Fähigkeit, die sogenannten „Gliazellen" im Nervensystem zu beeinflussen. Gliazellen sind nicht nur Stützstrukturen für Neuronen, sondern spielen auch eine aktive Rolle bei entzündlichen Prozessen im Nervensystem. Bei chronischen Schmerzen oder Nervenschäden können diese Gliazellen überaktiv werden und Entzündungen im Nervengewebe aufrechterhalten. PEA wirkt hier als neuroprotektiver Stoff, der die Überaktivität der Gliazellen reduziert und somit Schmerzen lindern kann. Das erklärt, warum PEA bei neuropathischen Schmerzen, wie sie oft bei Hunden oder Katzen mit Nervenschäden vorkommen, so effektiv ist.

Schließlich hat PEA auch antioxidative Eigenschaften, die den Zellschutz fördern. Indem es oxidativen Stress mindert, schützt PEA die Zellen vor weiterem Schaden und unterstützt die Regeneration. Oxidativer Stress spielt eine Rolle bei vielen chronischen Erkrankungen, insbesondere bei älteren Tieren, deren Zellen anfälliger für Schäden sind. Die antioxidative Wirkung von PEA trägt somit dazu bei, den Alterungsprozess zu verlangsamen und das Wohlbefinden von älteren Tieren zu fördern.

PEA reguliert auf zellulärer Ebene eine Vielzahl von Prozessen, die für die Gesundheit und das Wohlbefinden von Tieren von großer Bedeutung sind. Durch seine Interaktion mit Rezeptoren, Zellen des Immunsystems und des Nervensystems bietet PEA eine sanfte, aber effektive Möglichkeit, Entzündungen und Schmerzen zu lindern und den natürlichen Heilungsprozess zu unterstützen.

2.3   Warum reagieren Tiere so gut auf PEA?

Die hohe Wirksamkeit von PEA bei Tieren im Vergleich zu Menschen lässt sich auf einige entscheidende Unterschiede in ihrem Stoffwechsel und Immunsystem zurückführen. Diese Unterschiede machen es besonders interessant, wie gut PEA von Tieren aufgenommen und in ihrem Körper verarbeitet wird. Um dies zu verstehen, lohnt es sich, sowohl die physiologischen Unterschiede als auch die jeweiligen Bedürfnisse von Tieren genauer zu betrachten.

Einer der wesentlichen Unterschiede zwischen dem Stoffwechsel von Tieren und Menschen liegt in der Funktionsweise des Immunsystems. Während Menschen oft auf eine sehr starke Immunantwort setzen, die in bestimmten Fällen zu chronischen Entzündungen führen kann, zeigen Tiere – insbesondere Hunde, Katzen und Pferde – eine etwas differenziertere Reaktion auf entzündliche Prozesse. Tiere neigen dazu, schneller auf Entzündungsmediatoren zu reagieren, was eine raschere Geweberegeneration unterstützt, aber gleichzeitig auch das Risiko einer Überreaktion des Immunsystems birgt. Hier kommt PEA ins Spiel: Es hilft dem Tier, das empfindliche Gleichgewicht zu wahren, indem es die übermäßige Aktivität von Mastzellen und entzündlichen Zytokinen reguliert. Diese Funktion ist besonders bei Tieren von großer Bedeutung, da ihre Immunsysteme oft empfindlicher auf Stress und Verletzungen reagieren.

Ein weiterer Grund, warum Tiere so gut auf PEA ansprechen, liegt in ihrer natürlichen Fähigkeit, endogene (körpereigene) Substanzen wie PEA effizienter zu nutzen. Bei vielen Tieren, insbesondere bei älteren oder kranken Tieren, ist die Produktion von PEA im Körper nicht ausreichend, um Entzündungen und Schmerzen zu kontrollieren. Exogenes PEA – also PEA, das von außen zugeführt wird – füllt diese Lücke und unterstützt die natürlichen Heilungsprozesse. Besonders Hunde und Pferde haben eine hohe Stoffwechselrate, was bedeutet, dass Substanzen wie PEA schneller verarbeitet und in den Zellen genutzt werden können. Das macht sie zu idealen Kandidaten für die PEA-Therapie, insbesondere bei chronischen Erkrankungen wie Arthritis oder Hautproblemen.

Bei Katzen zeigt sich eine besondere Sensibilität gegenüber bestimmten chemischen Verbindungen, was oft zu Schwierigkeiten bei der Wahl geeigneter Medikamente führt. Viele gängige Schmerzmittel oder Entzündungshemmer sind für Katzen nicht geeignet, da sie deren empfindliches Stoffwechselsystem überlasten können. PEA stellt hier eine wertvolle Alternative dar, da es aufgrund seiner natürlichen Herkunft gut verträglich ist und kaum Nebenwirkungen zeigt. Katzen, deren Organismus besonders empfindlich auf chemische Reize reagiert, profitieren von der sanften Wirkweise von PEA, ohne die Belastungen herkömmlicher Medikamente.

Auch der Unterschied in der Verdauung und Aufnahme von Nährstoffen spielt eine Rolle bei der Wirkung von PEA. Tiere haben in der Regel ein schnelleres Verdauungssystem als Menschen, was bedeutet, dass sie Nahrungsergänzungsmittel und Medikamente effizienter absorbieren können. Dies gilt besonders für Substanzen, die fettlöslich sind, wie PEA. Da PEA als Fettsäureamid besonders gut in das Lipidsystem des Körpers integriert wird, können Tiere es schnell und effizient in den Blutkreislauf aufnehmen. Dies erklärt, warum PEA oft schon nach kurzer Zeit seine entzündungshemmenden und schmerzlindernden Effekte entfaltet.

2.4 PEA und das Endocannabinoid-System bei Tieren

Das Endocannabinoid-System (ECS) spielt eine zentrale Rolle bei der Regulierung vieler physiologischer Prozesse im Körper von Tieren, darunter Schmerzempfinden, Entzündungsreaktionen, Immunsystem und sogar das emotionale Wohlbefinden. PEA, obwohl es kein klassisches Cannabinoid ist, wirkt auf eine Weise, die eng mit dem Endocannabinoid-System verknüpft ist. Diese Interaktion macht PEA zu einem besonders wertvollen Hilfsmittel in der tiertherapeutischen Praxis, insbesondere bei der Behandlung von chronischen Schmerzen und Entzündungen.

Das Endocannabinoid-System besteht aus drei Hauptkomponenten: Endocannabinoide, Cannabinoid-Rezeptoren und Enzyme, die für die Synthese und den Abbau von Endocannabinoiden verantwortlich sind. Die beiden am besten erforschten Cannabinoid-Rezeptoren sind CB1 und CB2. CB1-Rezeptoren kommen vor allem im zentralen Nervensystem vor und sind für die Regulation von Schmerzempfinden und motorischen Funktionen verantwortlich, während CB2-Rezeptoren in Immunzellen

und peripheren Geweben zu finden sind und an der Steuerung von Entzündungsreaktionen beteiligt sind.

PEA wirkt zwar nicht direkt auf die CB1- und CB2-Rezeptoren, beeinflusst jedoch das ECS indirekt, indem es die Aktivität der Endocannabinoide im Körper moduliert. Ein besonders wichtiger Endocannabinoid-Botenstoff ist Anandamid, oft als "Molekül des Glücks" bezeichnet, weil es bei der Regulierung von Schmerzen, Entzündungen und Stimmung eine zentrale Rolle spielt. PEA unterstützt die Wirkung von Anandamid, indem es den Abbau dieses wichtigen Moleküls hemmt. Dies bedeutet, dass durch PEA der Anandamid-Spiegel im Körper von Tieren erhöht wird, was zu einer stärkeren Schmerzlinderung und einem verbesserten emotionalen Gleichgewicht führen kann.

Ein weiterer wichtiger Aspekt der Interaktion zwischen PEA und dem Endocannabinoid-System bei Tieren ist die Modulation von Entzündungsreaktionen. Wie bereits erwähnt, beeinflusst PEA die Aktivität von Mastzellen, die als Schlüsselzellen des Immunsystems eine wichtige Rolle bei der Freisetzung von entzündungsfördernden Substanzen wie Histamin spielen. Durch die Hemmung der übermäßigen Mastzellaktivität kann PEA den Entzündungsprozess regulieren und gleichzeitig die körpereigenen Heilungsmechanismen unterstützen.

Besonders interessant ist, dass das ECS nicht nur im zentralen Nervensystem, sondern in fast allen Geweben des Körpers vorkommt, einschließlich Haut, Gelenken, Muskeln und inneren Organen. Dies erklärt, warum PEA bei so vielen verschiedenen Erkrankungen von Tieren nützlich ist. Ob es sich um Gelenkprobleme bei älteren Hunden, Hautentzündungen bei Katzen oder Muskelverletzungen bei Pferden handelt – durch seine Wirkung auf das Endocannabinoid-System kann PEA helfen, den Heilungsprozess in verschiedenen Geweben zu unterstützen und den Tieren eine ganzheitliche Linderung zu bieten.

Ein weiterer Vorteil der Interaktion von PEA mit dem Endocannabinoid-System ist die geringe Wahrscheinlichkeit von Nebenwirkungen. Cannabinoid-basierte Therapien, wie die Verwendung von CBD, können in bestimmten Fällen unerwünschte Effekte wie Sedierung oder gastrointestinale Beschwerden verursachen, insbesondere bei empfindlichen Tieren. Da PEA nicht direkt auf die CB1- und CB2-Rezeptoren einwirkt, ist es weniger wahrscheinlich, dass solche Nebenwirkungen auftreten. Stattdessen arbeitet es harmonisch mit dem ECS zusammen, um eine natürliche Balance im Körper wiederherzustellen.

Studien haben gezeigt, dass das Endocannabinoid-System bei Tieren – ähnlich wie beim Menschen – in Zeiten von Stress, Entzündungen oder Verletzungen überlastet sein kann. In solchen Situationen ist der Körper möglicherweise nicht in der Lage, genug Endocannabinoide wie Anandamid zu produzieren, um die Entzündungen zu kontrollieren oder Schmerzen zu lindern. PEA greift hier ein, indem es das ECS unterstützt und die Wirkung von Endocannabinoiden verstärkt, was wiederum den Heilungsprozess beschleunigen kann.

Die Rolle des ECS und seine Interaktion mit PEA bietet also eine faszinierende Möglichkeit, die Gesundheit von Tieren auf eine sanfte und natürliche Weise zu unterstützen. Indem PEA das Endocannabinoid-System moduliert und dessen natürliche Funktionen fördert, hilft es Tieren, sowohl physische als auch emotionale Herausforderungen besser zu bewältigen.

3.　　PEA in der ganzheitlichen Tiermedizin – Von der Theorie zur Praxis

3.1　PEA als natürliche Alternative: Warum immer mehr Tierärzte auf PEA setzen

In den letzten Jahren hat sich ein deutlicher Trend in der Tiermedizin abgezeichnet: Immer mehr Tierärzte und Tierheilpraktiker setzen auf natürliche Lösungen, um chronische Beschwerden bei Tieren zu behandeln. PEA ist dabei zu einer besonders gefragten Option geworden. Es bietet eine sanfte, aber wirkungsvolle Alternative zu herkömmlichen Schmerzmitteln und Entzündungshemmern und ist in der Lage, auf natürliche Weise die Selbstheilungskräfte des Körpers zu unterstützen.

Der Grund für diesen Wandel liegt nicht nur im wachsenden Bewusstsein für die Nebenwirkungen vieler synthetischer Medikamente, sondern auch in der zunehmenden Erkenntnis, dass natürliche Substanzen wie PEA auf mehreren Ebenen wirken. Tierärzte, die sich für ganzheitliche Ansätze interessieren, schätzen PEA besonders wegen seiner Vielseitigkeit und der Fähigkeit, gezielt Entzündungen zu modulieren, ohne dabei die körpereigene Abwehr zu unterdrücken. Dadurch wird es möglich, Tiere zu behandeln, ohne gleichzeitig unerwünschte Nebenwirkungen wie Magen-Darm-Beschwerden oder Organschäden zu riskieren.

Ein weiterer Grund, warum PEA in der Tiermedizin an Beliebtheit gewinnt, ist die wachsende Zahl an wissenschaftlichen Studien, die seine Wirksamkeit und Sicherheit belegen. Während herkömmliche Schmerzmittel wie NSAIDs (nichtsteroidale Antirheumatika) oder Kortikosteroide häufig nur eine symptomatische Linderung bieten und bei längerer Anwendung zu erheblichen Nebenwirkungen führen können, wirkt PEA auf natürliche Weise entzündungshemmend, ohne die empfindlichen Organe von Tieren zu belasten. Vor allem bei älteren Tieren oder solchen mit chronischen Erkrankungen, die auf langwierige Medikamentengaben angewiesen sind, ist dies ein enormer Vorteil.

PEA hat sich dabei als besonders wirksam in der Behandlung von chronischen Entzündungen und Schmerzen bei Tieren herausgestellt, die mit herkömmlichen Medikamenten schwer zu behandeln sind. Insbesondere bei degenerativen Gelenkerkrankungen wie Arthrose oder bei neuropathischen Schmerzen, die auf Nervenentzündungen zurückzuführen sind, zeigt PEA beeindruckende Ergebnisse. Diese Erkrankungen sind bei Hunden und Katzen weit verbreitet, insbesondere bei älteren Tieren, und oft schwierig zu behandeln. Mit PEA steht den Therapeuten jedoch eine natürliche Substanz zur Verfügung, die langfristig eingesetzt werden kann, ohne den Organismus zusätzlich zu belasten.

Der Trend hin zu natürlichen Alternativen wie PEA ist auch ein Ausdruck des wachsenden Wunsches von Tierhaltern, ihre Tiere nicht nur symptomatisch zu behandeln, sondern ihre Gesundheit ganzheitlich zu unterstützen. Immer mehr Halter suchen nach Möglichkeiten, die Lebensqualität ihrer Tiere langfristig zu verbessern, ohne auf Medikamente angewiesen zu sein, die den Körper schwächen oder unerwünschte Nebenwirkungen hervorrufen können. Tierärzte, die diesen Bedürfnissen ihrer Kunden gerecht werden möchten, finden in PEA eine Lösung, die sowohl gut verträglich als auch effektiv ist.

PEA ist auch deshalb besonders attraktiv, weil es nicht nur bei akuten Beschwerden eingesetzt werden kann, sondern auch präventiv. Viele Tierärzte empfehlen PEA zur Unterstützung bei älteren Tieren, um altersbedingte Beschwerden frühzeitig abzufangen und den Verlauf von degenerativen Erkrankungen zu verlangsamen. So kann PEA helfen, die Mobilität und Lebensfreude der Tiere länger zu erhalten, was nicht nur für das Tier selbst, sondern auch für die Halter eine enorme Erleichterung darstellt.

Ein weiterer Vorteil von PEA ist seine einfache Handhabung. Es kann problemlos in verschiedenen Darreichungsformen verabreicht werden – sei es in Form von Kapseln, Pulver oder als Futterzusatz. Die Verträglichkeit ist dabei sehr hoch, und es gibt kaum Berichte über allergische Reaktionen oder Unverträglichkeiten, was es zu einer sicheren Option für eine Vielzahl von Tieren macht, einschließlich empfindlicher oder schwer behandelbarer Patienten.

3.2 Die Rolle von PEA in der Schmerztherapie und Entzündungshemmung bei Tieren

Schmerzen und Entzündungen gehören zu den häufigsten Beschwerden, mit denen Tiere in der tierärztlichen Praxis vorgestellt werden. Ob es sich um akute Verletzungen, chronische Gelenkbeschwerden oder systemische Entzündungen handelt, die richtige Schmerztherapie ist ausschlaggebend für das Wohlbefinden des Tieres. PEA hat sich in den letzten Jahren als vielversprechende natürliche Alternative herausgestellt, da es in der Lage ist, sowohl Schmerzen als auch Entzündungen zu lindern, ohne die Nebenwirkungen herkömmlicher Medikamente mit sich zu bringen.

Einer der wichtigsten Vorteile von PEA in der Schmerztherapie liegt in seiner Doppelwirkung. Einerseits lindert es Schmerzen direkt, indem es die Übertragung von Schmerzsignalen im Nervensystem blockiert, andererseits reduziert es die Entzündung, die häufig die Ursache des Schmerzes ist. PEA erreicht dies, indem es auf das periphere und zentrale Nervensystem einwirkt und gleichzeitig Entzündungsprozesse auf zellulärer Ebene reguliert. Diese duale Wirkung macht es zu einem äußerst effektiven Mittel, insbesondere bei chronischen Schmerzen, bei denen die Entzündungsprozesse anhaltend sind und zu einer dauerhaften Überreizung des Nervensystems führen.

In der Praxis wird PEA besonders häufig bei Tieren eingesetzt, die unter chronischen Erkrankungen wie Arthrose, Spondylose oder degenerativen Gelenkerkrankungen leiden. Diese Erkrankungen betreffen vor allem ältere Tiere, bei denen herkömmliche Schmerzmittel oft nur kurzfristig wirken oder aufgrund von Nebenwirkungen wie Magenproblemen, Leber- und Nierenschäden nicht langfristig angewendet werden können. Hier bietet PEA eine sichere und natürliche Alternative. Es greift nicht in die körpereigenen Heilungsmechanismen ein, sondern unterstützt sie, indem es die überaktiven Entzündungsprozesse reguliert und somit die Ursache des Schmerzes bekämpft.

Ein weiterer bedeutender Aspekt der PEA-Wirkung in der Schmerztherapie ist seine Fähigkeit, neuropathische Schmerzen zu lindern. Diese Art von Schmerz tritt auf, wenn das Nervensystem selbst geschädigt ist, wie es bei vielen degenerativen Erkrankungen oder nach Verletzungen der Fall ist. Neuropathische Schmerzen sind oft schwer zu behandeln, da sie nicht auf herkömmliche Schmerzmittel wie NSAIDs (nichtsteroidale Antirheumatika) oder Opioide ansprechen. PEA wirkt hier, indem es die Aktivität von Gliazellen im Nervensystem reguliert, die bei neuropathischen Schmerzen überaktiv sind und Entzündungen im Nervengewebe aufrechterhalten. Durch die Hemmung dieser Gliazellen kann PEA den Schmerz lindern und gleichzeitig den Heilungsprozess des Nervengewebes unterstützen.

Auch bei akuten Entzündungen, die durch Verletzungen oder Infektionen ausgelöst werden, zeigt PEA eine schnelle und effektive Wirkung. In vielen Fällen kann es die Dauer der Entzündungsphase verkürzen und somit die Heilung beschleunigen. Dies ist besonders wichtig, wenn Tiere nach Operationen oder Verletzungen eine schnelle Genesung benötigen, ohne auf starke entzündungshemmende Medikamente angewiesen zu sein, die häufig unerwünschte Nebenwirkungen mit sich bringen.

Ein weiterer Vorteil von PEA in der Entzündungshemmung ist seine Fähigkeit, gezielt auf überaktive Immunzellen wie Mastzellen einzuwirken, die eine zentrale Rolle bei allergischen Reaktionen und chronischen Entzündungen spielen. Mastzellen sind für die Freisetzung von entzündungsfördernden Substanzen wie Histamin verantwortlich, die bei Überaktivität zu übermäßigen Entzündungsreaktionen führen. PEA hemmt diese überaktive Mastzellaktivität und verhindert so die Eskalation von Entzündungsprozessen. Diese Eigenschaft macht PEA besonders wertvoll bei der Behandlung von Hauterkrankungen wie atopischer Dermatitis oder allergischen Reaktionen, bei denen herkömmliche entzündungshemmende Medikamente oft nicht ausreichend wirken oder zu unerwünschten Nebenwirkungen führen.

Darüber hinaus hat sich gezeigt, dass PEA auch in Kombination mit anderen Therapieformen gut funktioniert. So kann es begleitend zu physikalischer Therapie, Akupunktur oder Phytotherapie eingesetzt werden, um den Heilungsprozess zu unterstützen und die Schmerzreduktion zu maximieren. Es fügt sich nahtlos in einen ganzheitlichen Therapieansatz ein und wirkt sowohl systemisch als auch lokal, je nachdem, wie es angewendet wird.

3.3 Ganzheitliche Ansätze: PEA kombiniert mit Ernährung, Kräutern und physikalischer Therapie

In der ganzheitlichen Tiermedizin wird immer deutlicher, dass eine isolierte Behandlung von Symptomen oft nicht ausreicht, um das Wohlbefinden eines Tieres dauerhaft zu verbessern. Stattdessen wird nach Wegen gesucht, den Körper auf verschiedenen Ebenen zu unterstützen und die natürlichen Selbstheilungskräfte anzuregen. PEA bietet in diesem Zusammenhang eine hervorragende Grundlage, da es nicht nur eine effektive Schmerz- und Entzündungshemmung ermöglicht, sondern auch harmonisch mit anderen natürlichen und therapeutischen Ansätzen kombiniert werden kann. Dieser integrative Ansatz maximiert den Nutzen für das Tier und fördert eine nachhaltige Genesung.

3.3.1 PEA und Ernährung

Ernährung spielt in der ganzheitlichen Behandlung eine enorm wichtige Rolle. Sie liefert die Bausteine, die der Körper braucht, um gesund zu bleiben und sich von Belastungen zu erholen. PEA, als körpereigenes Molekül, wird durch eine ausgewogene, nährstoffreiche Ernährung in seiner Wirkung unterstützt. Besonders wichtig sind dabei Omega-3-Fettsäuren, die ebenfalls entzündungshemmende Eigenschaften besitzen. In Kombination mit PEA können Omega-3-Fettsäuren den Entzündungsprozess auf mehreren Ebenen bekämpfen. Sie helfen dabei, entzündliche Zytokine zu reduzieren, die in überaktiven Immunprozessen freigesetzt werden, und fördern gleichzeitig die Regeneration des Gewebes.

Tierärzte, Tierheilpraktiker und auch Ernährungsberater empfehlen oft, die Ernährung eines Tieres um gesunde Fette, Antioxidantien und entzündungshemmende Nahrungsmittel wie Kurkuma und Ingwer zu ergänzen. Diese Substanzen unterstützen die natürliche Entzündungsregulation und ergänzen die Wirkung von PEA optimal. Besonders bei älteren Tieren, die unter chronischen Beschwerden wie Arthritis leiden, kann eine Ernährungsumstellung in Kombination mit PEA helfen, Schmerzen zu lindern und die Mobilität zu verbessern.

3.3.2 PEA und Phytotherapie

Die Phytotherapie ist ein weiteres wichtiges Element in der ganzheitlichen Tierbehandlung. Viele Pflanzen und Kräuter haben entzündungshemmende, schmerzstillende und heilungsfördernde Eigenschaften, die in Kombination mit PEA eingesetzt werden können. Beispiele hierfür sind Kurkuma, Teufelskralle, Boswellia (Weihrauch) und Weidenrinde, die traditionell zur Behandlung von Entzündungen und Schmerzen bei Tieren verwendet werden. PEA kann die Wirkung dieser Kräuter verstärken, indem es auf zellulärer Ebene die Entzündungsprozesse reguliert, während die Kräuter systemische Unterstützung bieten.

Ein Vorteil dieser Kombination ist, dass PEA gut verträglich ist und keine Wechselwirkungen mit pflanzlichen Präparaten bekannt sind. Dies gibt Therapeuten die Möglichkeit, maßgeschneiderte Therapien zu entwickeln, die auf die individuellen Bedürfnisse des Tieres abgestimmt sind. Bei Tieren mit Hautproblemen, allergischen Reaktionen oder chronischen Gelenkbeschwerden kann die Kombination von PEA mit entzündungshemmenden Kräutern einen spürbaren Unterschied machen und die Heilung fördern, ohne auf aggressive pharmazeutische Mittel zurückgreifen zu müssen.

3.3.3 PEA und physikalische Therapie

Die physikalische Therapie spielt eine zentrale Rolle in der Rehabilitation von Tieren, insbesondere bei solchen, die an muskuloskeletalen oder neurologischen Problemen leiden. Hier kann PEA in Kombination mit physiotherapeutischen Maßnahmen eine besonders effektive Unterstützung bieten. PEA lindert nicht nur Schmerzen und reduziert Entzündungen, sondern schafft auch die Voraussetzungen dafür, dass die physikalische Therapie erfolgreicher verläuft, da das Tier weniger Schmerzen hat und besser auf die Behandlung reagiert.

Durch gezielte Physiotherapie – wie Massagen, Bewegungstherapie, Hydrotherapie oder Akupressur – können Beweglichkeit und Muskelkraft wiederhergestellt werden. In Kombination mit PEA, das die Heilung auf zellulärer Ebene fördert, kann die Genesung beschleunigt und das Wohlbefinden des Tieres deutlich gesteigert werden. Besonders bei Tieren, die sich von Operationen oder Verletzungen erholen, ermöglicht die Kombination von PEA und physikalischer Therapie eine umfassendere Unterstützung, die sowohl kurz- als auch langfristige Ergebnisse liefert.

Darüber hinaus kann PEA bei neurologischen Erkrankungen wie Bandscheibenvorfällen oder Nervenverletzungen, die häufig eine längere Rehabilitation erfordern, eine wichtige Rolle spielen. Es hilft, neuropathische Schmerzen zu lindern und unterstützt die Nervenregeneration, während die physikalische Therapie die Wiederherstellung der motorischen Funktionen fördert. Diese Kombination bietet den Tieren eine ganzheitliche, sanfte und effektive Behandlung, die sowohl auf die Heilung des Gewebes als auch auf die Wiederherstellung der körperlichen Funktionen abzielt.

Der ganzheitliche Ansatz in der Tiermedizin sieht vor, den Körper auf allen Ebenen zu unterstützen – und PEA fügt sich nahtlos in diesen Ansatz ein. Die Kombination von PEA mit einer gezielten Ernährung, entzündungshemmenden Kräutern und physikalischen Therapien bietet eine umfassende Behandlungsstrategie, die sowohl akute Beschwerden als auch chronische Erkrankungen bei Tieren effektiv angeht. Durch die Förderung der natürlichen Heilungsprozesse und die Linderung von Entzündungen und Schmerzen trägt PEA dazu bei, dass Tiere auf sanfte und nachhaltige Weise genesen und ihre Lebensqualität verbessert wird.

3.4 Fallbeispiele: Positive Ergebnisse aus der Praxis

Die Wirkung von PEA in der tiermedizinischen Praxis zeigt sich nicht nur in wissenschaftlichen Studien, sondern auch in den zahlreichen positiven Erfahrungen, die Tierärzte und Tierheilpraktiker täglich machen. Diese Fallbeispiele verdeutlichen, wie vielseitig PEA in der Behandlung von verschiedenen Beschwerden eingesetzt werden kann und wie stark es die Lebensqualität von Tieren verbessert. In diesem Kapitel wollen wir einige dieser Erfolge aus der Praxis näher betrachten und zeigen, wie PEA in Kombination mit anderen Therapieansätzen den Heilungsprozess nachhaltig unterstützt.

3.4.1 Fallbeispiel 1: Arthrose bei einem älteren Hund

Max, ein zehnjähriger Labrador, litt seit mehreren Jahren an Arthrose, besonders in den Hüften und den Hinterbeinen. Trotz regelmäßiger Bewegung und der Gabe von entzündungshemmenden Medikamenten verschlechterte sich seine Mobilität zunehmend, und er hatte deutlich weniger Freude an Spaziergängen. Aufgrund der Nebenwirkungen der verordneten Schmerzmittel, wie Magenbeschwerden und Durchfall, war Max' Halterin auf der Suche nach einer schonenderen Lösung.

Es wurde PEA in Max' Therapieplan aufgenommen. Zusätzlich erhielt Max eine Umstellung seiner Ernährung, die nun reich an Omega-3-Fettsäuren war, um die entzündungshemmenden Effekte zu verstärken. Bereits nach wenigen Wochen zeigte sich eine deutliche Verbesserung: Max konnte wieder längere Spaziergänge machen und zeigte insgesamt weniger Schmerzsymptome. Besonders auffällig war, dass die Nebenwirkungen, die er von den herkömmlichen Medikamenten hatte, mit der Einführung von PEA zurückgingen.

Über einen Zeitraum von sechs Monaten konnte die Dosis der entzündungshemmenden Medikamente schrittweise reduziert werden, während PEA fester Bestandteil von Max' täglicher Routine blieb. Heute hat Max zwar altersbedingt noch einige Einschränkungen, aber seine Lebensqualität ist deutlich gestiegen, und er kann wieder am täglichen Leben seiner Familie teilnehmen.

3.4.2 Fallbeispiel 2: Allergische Dermatitis bei einer Katze

Luna, eine fünfjährige Siamkatze, litt seit ihrer Jugend unter einer chronischen allergischen Dermatitis. Sie hatte häufig Juckreiz, rote Hautstellen und verlor immer wieder Fell. Zahlreiche Behandlungsversuche mit kortisonhaltigen Salben und Antihistaminika brachten nur kurzfristige Linderung, aber die Entzündungen und der Juckreiz kehrten immer wieder zurück. Zudem reagierte Luna empfindlich auf viele der verschriebenen Medikamente, was die Behandlung erschwerte.

Es wurde beschlossen, PEA als entzündungshemmende Unterstützung zu verwenden. Zusätzlich wurde die Behandlung durch eine Diätanpassung ergänzt, bei der Luna nun hypoallergenes Futter und ergänzende Omega-3-Präparate erhielt. Schon

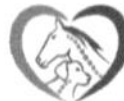

nach wenigen Wochen zeigte sich eine signifikante Besserung. Der Juckreiz ließ nach, und die entzündlichen Hautstellen begannen abzuheilen.

Über einen Zeitraum von drei Monaten wurde die kortisonhaltige Therapie schrittweise reduziert, bis sie schließlich vollständig abgesetzt werden konnte. Luna konnte ihre Fellpracht zurückgewinnen, und die Haut war weitgehend frei von Entzündungen. Heute wird PEA weiterhin als Teil ihrer täglichen Therapie eingesetzt, um künftige allergische Schübe zu verhindern. Die Kombination aus PEA und einer angepassten Ernährung erwies sich als effektive, natürliche Alternative zu den aggressiveren Medikamenten, die zuvor verwendet wurden.

3.4.3   Fallbeispiel 3: Nervenschädigung bei einem Pferd

Bella, eine achtjährige Warmblutstute, zog sich eine schwere Verletzung am Rücken zu, die zu einer Nervenentzündung und anhaltenden Schmerzen führte. Trotz intensiver Physiotherapie und Schmerzmitteln konnte Bella sich nur unter starken Schmerzen bewegen und zeigte immer wieder Anzeichen von Unbehagen, besonders beim Satteln und Reiten. Der behandelnde Tierarzt hatte bereits alle gängigen Schmerztherapien ausgeschöpft, aber Bella zeigte nur geringe Fortschritte.

In einem neuen Therapieansatz wurde PEA als Unterstützung zur Linderung von neuropathischen Schmerzen hinzugefügt. Parallel dazu wurde die physiotherapeutische Behandlung intensiviert, um die Mobilität wiederherzustellen. PEA wurde über mehrere Wochen in angepasster Dosierung verabreicht und zeigte schon nach kurzer Zeit Wirkung. Bella war sichtlich entspannter, und die Schmerzsymptome, insbesondere die Überempfindlichkeit in der betroffenen Region, gingen spürbar zurück.

Nach drei Monaten intensiver Betreuung konnte Bella wieder gesattelt und behutsam geritten werden. Die Kombination aus PEA und physikalischer Therapie half, die Nervenentzündung zu kontrollieren und den Heilungsprozess zu fördern. Bella zeigt weiterhin Fortschritte und kann ihre übliche Trainingsroutine wieder aufnehmen, was zuvor undenkbar war.

Diese Fallbeispiele zeigen eindrucksvoll, wie vielseitig PEA in der Tiermedizin eingesetzt werden kann. Ob es sich um chronische Erkrankungen wie Arthrose, Hautprobleme wie allergische Dermatitis oder schwerwiegende Nervenschäden handelt – PEA bietet eine sanfte, aber wirksame Alternative zu herkömmlichen Medikamenten. Besonders in Kombination mit anderen ganzheitlichen Ansätzen wie Ernährungsanpassungen oder physikalischer Therapie zeigt PEA seine volle Stärke. Es ermöglicht Tierärzten und Tierheilpraktikern, den Heilungsprozess ihrer Patienten auf natürliche Weise zu unterstützen und gleichzeitig die Belastung durch Medikamente zu minimieren.

4. PEA für Pferde – Starke Hilfe für große Tiere

4.1 Typische Beschwerden bei Pferden, die durch PEA gelindert werden können

Pferde sind aufgrund ihrer Größe und ihrer aktiven Lebensweise häufig von einer Vielzahl von Beschwerden betroffen, die Schmerzen und Entzündungen verursachen können. Besonders bei älteren Pferden oder solchen, die im Leistungssport tätig sind, treten häufig Erkrankungen auf, die durch anhaltende Überlastung oder natürliche Alterungsprozesse verursacht werden. PEA bietet bei vielen dieser typischen Beschwerden eine natürliche Möglichkeit, Entzündungen zu lindern, die Heilung zu unterstützen und Schmerzen zu reduzieren.

4.1.1 Arthritis und Gelenkerkrankungen

Arthritis im akuten Schub sowie Arthrose ist eine der häufigsten Beschwerden bei Pferden, insbesondere bei älteren Tieren oder solchen, die intensiv gearbeitet wurden. Diese degenerative Gelenkerkrankung führt zu anhaltenden Entzündungen in den Gelenken, die Bewegungen schmerzhaft und eingeschränkt machen. Typische Symptome sind Steifheit, Lahmheit und ein allgemeiner Bewegungsverlust, was nicht nur das Wohlbefinden des Pferdes beeinträchtigt, sondern auch seine Fähigkeit, tägliche Aktivitäten auszuführen.

PEA kann hier eine wertvolle Unterstützung bieten, da es entzündungshemmend wirkt und die überaktive Immunantwort im Gelenkgewebe reguliert. Durch seine Fähigkeit, auf zellulärer Ebene Entzündungsprozesse zu modulieren, hilft PEA, die Schwellungen in den betroffenen Gelenken zu reduzieren und die Schmerzen zu lindern. Pferde, die an Arthritis leiden, profitieren von der regelmäßigen Einnahme von PEA, da es eine sanfte und langfristig verträgliche Lösung bietet, die den Einsatz von herkömmlichen Schmerzmitteln reduzieren kann.

4.1.2 Hufrehe

Hufrehe ist eine schwerwiegende Erkrankung, die bei Pferden zu erheblichen Schmerzen und Entzündungen in den Hufen führt. Diese entzündliche Erkrankung betrifft die Laminae (die Verbindung zwischen dem Hufbein und der Hufwand), was zu einer extremen Empfindlichkeit und Lahmheit führt. Die Ursachen können vielfältig sein – von einer falschen Fütterung über Stoffwechselstörungen bis hin zu Verletzungen.

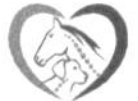

PEA kann bei Hufrehe eine wirksame Unterstützung sein, indem es die entzündlichen Prozesse im Hufgewebe mindert und die Mastzellaktivität reguliert, die oft bei der Entstehung und Aufrechterhaltung der Entzündung eine zentrale Rolle spielt. Indem PEA die Immunreaktionen in den betroffenen Hufen moduliert, kann es helfen, den akuten Entzündungsschub zu bremsen und den Heilungsprozess zu fördern. Die Ergänzung von PEA zu den traditionellen Behandlungsmethoden wie Diätanpassung, Entlastung des Hufs und Schmerztherapie kann die Regeneration des Hufgewebes beschleunigen und das Pferd schneller wieder auf die Beine bringen.

4.1.3 Sehnenschäden und Bänderverletzungen

Sehnenschäden gehören zu den häufigsten Verletzungen bei Sport- und Freizeitpferden, da diese Strukturen aufgrund der hohen Belastung bei Bewegung und Training besonders anfällig sind. Sehnenentzündungen, auch als Tendinitis bekannt, treten häufig nach intensiver Beanspruchung auf und können langwierige Heilungsprozesse erfordern. Typische Symptome sind Schwellungen, Wärme und Schmerzen im betroffenen Bereich, die oft mit einer deutlichen Einschränkung der Bewegungsfähigkeit einhergehen.

PEA unterstützt die Heilung von Sehnenschäden, indem es die Entzündungen in den betroffenen Sehnen reduziert und gleichzeitig den Schmerz lindert. Da Sehnenverletzungen häufig eine lange Regenerationszeit erfordern, bietet PEA eine Möglichkeit, den Heilungsprozess zu begleiten, ohne auf starke entzündungshemmende Medikamente angewiesen zu sein, die die Leber oder die Nieren belasten könnten. Seine entzündungsmodulierenden Eigenschaften helfen, das Risiko einer chronischen Entzündung zu minimieren und die Heilung des Gewebes zu fördern.

4.1.4 Muskelverspannungen und -verletzungen

Pferde, die im Sport oder in intensiven Freizeitaktivitäten eingesetzt werden, sind häufig von Muskelverspannungen oder -verletzungen betroffen. Diese entstehen oft durch Überanstrengung, unzureichendes Aufwärmen oder durch Fehlbelastungen. Akute Muskelverletzungen können zu einer Entzündung der Muskelfasern führen, was wiederum zu einer eingeschränkten Beweglichkeit und Schmerzen führt.

Hier kann PEA ebenfalls unterstützend wirken, indem es die Entzündungsprozesse im Muskelgewebe dämpft und so eine schnellere Regeneration ermöglicht. Die schmerzlindernden Eigenschaften von PEA tragen dazu bei, dass das Pferd wieder beweglicher wird und die Rehabilitation nach einer Verletzung schneller verläuft. Besonders in Kombination mit physiotherapeutischen Maßnahmen wie Massagen oder Dehnübungen kann PEA dazu beitragen, Verspannungen zu lösen und den Muskelaufbau zu unterstützen.

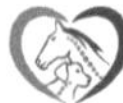

4.1.5   Sonstige entzündliche Erkrankungen

Neben den oben genannten Beschwerden können Pferde auch an einer Vielzahl anderer entzündlicher Erkrankungen leiden, darunter Atemwegserkrankungen, Hauterkrankungen oder allergische Reaktionen. Da PEA eine vielseitige entzündungshemmende Wirkung besitzt, ist es in der Lage, die Symptome dieser Erkrankungen zu lindern, indem es auf die übermäßigen Immunreaktionen einwirkt, die oft die Ursache für die Beschwerden sind. Besonders bei Allergien, die Hautirritationen und Atemwegsprobleme verursachen, kann PEA helfen, die Entzündungen zu kontrollieren und das Immunsystem zu stabilisieren.

Insgesamt ist PEA für Pferde eine wertvolle Ergänzung zur Behandlung von typischen Beschwerden wie Arthritis, Hufrehe, Sehnenschäden und anderen entzündlichen Erkrankungen. Durch seine natürlichen entzündungshemmenden und schmerzlindernden Eigenschaften unterstützt es die Heilung und kann langfristig helfen, die Lebensqualität der Pferde zu verbessern. Besonders für Pferde, die auf herkömmliche Medikamente empfindlich reagieren oder eine langfristige Behandlung benötigen, bietet PEA eine schonende und gut verträgliche Alternative.

4.2   Anwendung und Dosierung: Wie PEA bei Pferden richtig eingesetzt wird

Die richtige Anwendung und Dosierung von PEA bei Pferden ist wichtig für eine erfolgreiche Behandlung. Da Pferde eine hohe Körpermasse haben, muss die Dosierung entsprechend angepasst werden. Außerdem empfiehlt es sich, PEA vorsichtig einzuschleichen, um mögliche Nebenwirkungen frühzeitig zu erkennen und entsprechend reagieren zu können.

4.2.1   Darreichungsformen von PEA

PEA ist hauptsächlich in Pulverform erhältlich, was es einfach macht, es ins Futter zu mischen. Pulver ist geschmacksneutral und kann problemlos über das tägliche Futter verteilt werden, ohne dass das Pferd die Futteraufnahme verweigert. Diese Form der Verabreichung bietet die nötige Flexibilität bei der Dosierung und ist besonders gut für Pferde geeignet, die regelmäßig gefüttert werden.

4.2.2   Dosierungsempfehlungen für Pferde

Die Dosierung von PEA hängt vom Gewicht des Pferdes und der Schwere der Beschwerden ab. Generell wird eine Dosis von 20 mg PEA pro Kilogramm Körpergewicht pro Tag empfohlen. Für ein durchschnittliches Pferd mit einem Gewicht von etwa 500 kg entspricht dies 10.000 mg (10 g) PEA täglich. Diese Dosis kann in einer oder zwei Gaben über den Tag verteilt werden.

Um sicherzustellen, dass das Pferd PEA gut verträgt, ist es ratsam, die Dosierung einzuschleichen. Das bedeutet, dass die Anfangsdosis niedriger angesetzt und dann schrittweise über mehrere Tage oder Wochen gesteigert wird, bis die empfohlene Dosis erreicht ist. Auf diese Weise können mögliche Nebenwirkungen, wie Magen-Darm-Beschwerden, frühzeitig erkannt und die Therapie angepasst werden.

Ein Beispiel für das Einschleichen der Dosierung könnte folgendermaßen aussehen:

- Tag 1–3: 25 % der vollen Dosis

- Tag 4–7: 50 % der vollen Dosis

- Ab Tag 8: 100 % der vollen Dosis

Dieses langsame Anpassen der Dosis stellt sicher, dass das Pferd gut auf PEA reagiert, und ermöglicht es dem Halter, eventuelle Nebenwirkungen schnell zu erkennen und die Dosierung gegebenenfalls zu reduzieren.

4.2.3 Anwendung von PEA bei spezifischen Erkrankungen

PEA kann bei einer Vielzahl von Erkrankungen eingesetzt werden, insbesondere bei entzündlichen Prozessen und chronischen Schmerzen. Bei Krankheiten wie Arthritis, Hufrehe oder Sehnenschäden wird PEA oft über längere Zeiträume gegeben, um die Entzündung zu regulieren und die Schmerzen zu lindern.

Für akute Verletzungen wie Sehnen- oder Muskelverletzungen kann die Dosis in den ersten Tagen erhöht werden, um eine schnelle Wirkung zu erzielen, wobei das Einschleichen auch hier sinnvoll bleibt. Wenn die akuten Symptome abklingen, kann die Dosis auf ein Erhaltungsniveau reduziert werden, um langfristig Entzündungen zu verhindern.

4.2.4 Integration von PEA in die tägliche Routine

Die Integration von PEA in die tägliche Pflege eines Pferdes ist unkompliziert. Das Pulver kann einfach über das Futter gestreut und gut vermischt werden, sodass das Pferd seine tägliche Dosis ohne Probleme erhält. Besonders bei älteren Pferden oder solchen, die im Leistungssport tätig sind, kann eine kontinuierliche Gabe von PEA dazu beitragen, chronische Entzündungen zu verhindern und die Regeneration zu fördern.

PEA bietet eine natürliche und gut verträgliche Möglichkeit, entzündliche Prozesse und Schmerzen bei Pferden zu lindern. Die hauptsächliche Verfügbarkeit als Pulver erleichtert die Verabreichung und Dosierung. Um mögliche Nebenwirkungen frühzeitig zu erkennen, empfiehlt es sich wie oben beschrieben, die Dosierung einzuschleichen und langsam auf die volle Dosis zu erhöhen. Mit einer regelmäßigen Gabe kann PEA sowohl akute als auch chronische Beschwerden bei Pferden effektiv behandeln und das Wohlbefinden des Tieres nachhaltig verbessern.

4.3 PEA als Unterstützung bei Regeneration und Leistung

Pferde, besonders diejenigen, die im Leistungssport eingesetzt werden, sind häufig intensiven Belastungen ausgesetzt, die sowohl physisch als auch mental hohe Anforderungen an ihren Körper stellen. Ob in der Dressur, beim Springreiten, in der Vielseitigkeit oder im Freizeitbereich – die Regenerationsfähigkeit und das Leistungsvermögen eines Pferdes bilden die Grundlage für seine Gesundheit und sein Wohlbefinden. PEA bietet in diesem Zusammenhang eine wirkungsvolle Unterstützung, da es die natürlichen Regenerationsprozesse fördert und gleichzeitig die Leistungsfähigkeit auf gesunde Weise unterstützt.

4.3.1 Förderung der Regeneration nach Belastung

Nach intensiver körperlicher Aktivität oder Trainingseinheiten benötigen Pferde ausreichend Zeit, um sich zu erholen. Während dieser Erholungsphasen sind die Muskeln, Sehnen und Gelenke besonders anfällig für Entzündungen und Mikroverletzungen. PEA kann dabei helfen, die Entzündungsreaktionen im Körper zu modulieren, sodass der Heilungsprozess gefördert und die Regeneration beschleunigt wird.

In der Praxis bedeutet dies, dass Pferde, die regelmäßig PEA erhalten, weniger unter Muskelkater, Verspannungen und Gelenkschmerzen leiden. PEA wirkt auf zellulärer Ebene, indem es entzündungsfördernde Prozesse hemmt und die Regeneration des Gewebes unterstützt. Dies ist besonders wertvoll, wenn es darum geht, ein Pferd auf bevorstehende Wettkämpfe oder intensives Training vorzubereiten. Indem PEA die Heilung beschleunigt und Schmerzen lindert, kann es dazu beitragen, dass Pferde schneller wieder in Topform sind und ihre Leistungsfähigkeit erhalten bleibt.

4.3.2 Unterstützung der Gelenkgesundheit

Besonders die Gelenke von Pferden sind durch ihre Größe und das Gewicht, das sie tragen, stark belastet. Gelenkprobleme wie Arthritis, Gelenkentzündungen oder degenerative Gelenkerkrankungen gehören zu den häufigsten Beschwerden bei Pferden, die intensiv genutzt werden. Diese Erkrankungen können nicht nur die Beweglichkeit des Pferdes einschränken, sondern auch seine gesamte Leistungsmöglichkeit mindern.

PEA hat sich als wirkungsvolle Unterstützung für die Gelenkgesundheit erwiesen, da es gezielt auf die Entzündungen in den Gelenken wirkt und so Schmerzen reduziert. Indem es die Überaktivität der Immunzellen, wie Mastzellen, hemmt, hilft PEA, Entzündungen zu beruhigen und die Gelenke zu entlasten. Langfristig führt dies dazu, dass Pferde nicht nur schmerzfreier, sondern auch agiler sind, was ihre Gesamtleistung positiv beeinflusst.

4.3.3 Muskelregeneration und Leistungssteigerung

Neben der Unterstützung bei Gelenkproblemen spielt PEA auch eine zentrale Rolle bei der Muskelregeneration. Besonders nach intensiven Trainingseinheiten oder Wettkämpfen ist es wichtig, dass sich die Muskulatur eines Pferdes schnell regeneriert. Muskelentzündungen und -verletzungen können die Leistungsfähigkeit stark einschränken, weshalb es von Vorteil ist, diese Prozesse frühzeitig zu unterstützen.

PEA hilft, Entzündungen in der Muskulatur zu reduzieren und fördert die Heilung der Muskelfasern. In Kombination mit einem ausgewogenen Training und einer optimalen Fütterung kann PEA dazu beitragen, dass Pferde nach Anstrengungen schneller wieder belastbar sind und weniger anfällig für Muskelverletzungen werden. Besonders in der Turniersaison, wenn Pferde häufig unter Druck stehen, ermöglicht PEA eine natürliche Unterstützung, um das Leistungsniveau aufrechtzuerhalten, ohne auf stärkere entzündungshemmende Medikamente zurückgreifen zu müssen.

4.3.4 Langfristige Leistungsfähigkeit und Prävention

Ein weiterer Aspekt, der PEA für Leistungspferde so wertvoll macht, ist seine präventive Wirkung. Da es die Entzündungsprozesse im Körper reguliert, kann es helfen, langfristigen Schäden vorzubeugen, die durch chronische Entzündungen und Überlastung entstehen. Pferde, die regelmäßig PEA erhalten, profitieren nicht nur im akuten Stadium von der entzündungshemmenden Wirkung, sondern langfristig von der Prävention degenerativer Erkrankungen.

Dies ist besonders wichtig für Pferde, die im Sport eingesetzt werden, da ihre körperliche Belastung häufig zu Verschleißerscheinungen führen kann. Durch die regelmäßige Gabe von PEA kann das Risiko von Gelenkproblemen, Muskelverletzungen und entzündungsbedingten Beschwerden reduziert werden, was nicht nur die Lebensqualität der Pferde erhöht, sondern auch ihre Leistungsfähigkeit langfristig erhält.

4.3.5 PEA als Teil eines ganzheitlichen Regenerationsplans

Um die bestmögliche Regeneration und Leistungsfähigkeit bei Pferden zu gewährleisten, sollte PEA in einen ganzheitlichen Behandlungsplan integriert werden. In Kombination mit einer ausgewogenen Ernährung, ausreichender Ruhe und gezielten physiotherapeutischen Maßnahmen kann PEA seine volle Wirkung entfalten. Besondere Bedeutung kommt hierbei der richtigen Dosierung zu, die individuell an die Bedürfnisse des Pferdes angepasst wird. Zudem sollte PEA, wie bereits erwähnt, vorsichtig eingeschlichen werden, um mögliche Nebenwirkungen zu erkennen und das Pferd optimal auf die langfristige Gabe vorzubereiten.

Im Rahmen der Regenerationsphase nach Wettkämpfen oder intensiven Trainings bietet PEA eine natürliche Unterstützung, die sowohl Schmerzen als auch Entzündungen reduziert und den Heilungsprozess beschleunigt. Gleichzeitig hilft es, den

Organismus zu stabilisieren und die Muskeln sowie Gelenke des Pferdes nachhaltig zu stärken.

PEA ist ein wertvolles Mittel, um die Regeneration von Pferden zu fördern und gleichzeitig ihre Leistungsfähigkeit zu unterstützen. Durch seine entzündungshemmenden und schmerzlindernden Eigenschaften trägt PEA dazu bei, dass Pferde schneller genesen und langfristig belastbar bleiben. Die regelmäßige Gabe von PEA, integriert in einen ganzheitlichen Pflege- und Trainingsplan, unterstützt nicht nur die Heilung nach Verletzungen, sondern hilft auch, zukünftige Probleme zu vermeiden und die Leistungsfähigkeit des Pferdes zu steigern.

4.4 Erfahrungsberichte von Pferdehaltern und Therapeuten

Die positiven Effekte von PEA in der Pferdemedizin werden nicht nur durch wissenschaftliche Studien bestätigt, sondern auch durch zahlreiche Erfahrungsberichte von Pferdehaltern und Therapeuten untermauert. Diese persönlichen Erfahrungen zeigen eindrucksvoll, wie PEA in der Praxis angewendet wird und welche langfristigen Vorteile es bei der Behandlung von Entzündungen, Schmerzen und chronischen Erkrankungen bietet. Im Folgenden werden einige dieser Berichte näher betrachtet, um ein klares Bild von den vielfältigen Einsatzmöglichkeiten von PEA bei Pferden zu vermitteln.

4.4.1 Erfahrungsbericht 1: Unterstützung bei chronischer Arthritis

Ein erfahrener Therapeut, der seit vielen Jahren Leistungspferde betreut, berichtet von einem Fall, bei dem PEA als natürliche Alternative zu herkömmlichen entzündungshemmenden Medikamenten eingesetzt wurde. Ein 14-jähriger Wallach, der seit mehreren Jahren im Springreiten aktiv war, entwickelte im Alter eine schwere Form von Arthritis in den Vorderbeinen. Trotz intensiver Behandlung mit NSAIDs und physiotherapeutischen Maßnahmen verschlechterte sich sein Zustand, und er zeigte deutliche Lahmheit.

Da die langfristige Anwendung von NSAIDs zu Magen-Darm-Problemen geführt hatte, entschied sich der Therapeut, PEA als Alternative zu verwenden. Nachdem die Dosierung langsam eingeschlichen wurde, stellte sich bereits nach wenigen Wochen eine deutliche Verbesserung ein. Die Lahmheit ging zurück, und der Wallach zeigte wieder Freude an der Bewegung. Die Besitzerin war besonders begeistert, da sie weniger Nebenwirkungen als bei den herkömmlichen Medikamenten bemerkte und das Pferd eine bessere Lebensqualität hatte.

4.4.2 Erfahrungsbericht 2: PEA bei Hufrehe

Eine Pferdehalterin berichtet von ihrer Stute, die nach einer schwerwiegenden Hufrehe-Episode trotz Behandlung mit Schmerzmitteln und speziellen Hufverbänden anhaltende Schmerzen hatte. Die Stute litt unter starken Entzündungen in den Hufen und war kaum in der Lage, sich zu bewegen. Ihr wurde empfohlen, PEA als Unterstützung zur herkömmlichen Behandlung hinzuzufügen.

Unter tierärztlicher Aufsicht begann die Halterin, PEA vorsichtig einzuschleichen. Die Stute zeigte nach einigen Tagen erste Anzeichen von Besserung. Sie war wieder in der Lage, kurze Spaziergänge zu machen, und die Hufschwellungen gingen zurück. Nach einigen Wochen konnte sie sich deutlich besser bewegen und nahm wieder am täglichen Weidegang teil. Die Pferdehalterin war beeindruckt, wie schnell sich die Lebensqualität ihrer Stute durch PEA verbessert hatte, ohne dass starke Schmerzmittel eingesetzt werden mussten.

4.4.3 Erfahrungsbericht 3: Regeneration nach Sehnenverletzung

Ein Sportpferdetrainer, der vor allem im Bereich des Vielseitigkeitsreitens tätig ist, teilte seine Erfahrungen mit PEA nach einer schweren Sehnenverletzung seines Turnierpferdes. Das Pferd hatte sich beim Training die tiefe Beugesehne verletzt, was zu einer langwierigen Rehabilitation führte. Der Tierarzt verschrieb neben der Physiotherapie und der Ruhephase auch PEA, um die Entzündungen in der Sehne zu reduzieren und die Regeneration zu unterstützen.

Während der Rehabilitation zeigte das Pferd signifikante Fortschritte. Die Entzündungsprozesse in der Sehne wurden deutlich reduziert, und die Schmerzen ließen nach. Der Trainer bemerkte, dass das Pferd schneller als erwartet wieder Bewegungsübungen machen konnte. Nach einigen Monaten war das Pferd vollständig genesen und konnte wieder in den Trainingsbetrieb einsteigen. Der Trainer war begeistert von der Unterstützung, die PEA während des gesamten Heilungsprozesses geleistet hatte.

4.4.4 Erfahrungsbericht 4: Bessere Lebensqualität für ältere Pferde

Eine Tierheilpraktikerin, die hauptsächlich mit älteren Pferden arbeitet, berichtet von der regelmäßigen Gabe von PEA bei Pferden, die unter Altersbeschwerden wie Arthrose und chronischen Gelenkentzündungen leiden. Sie begann, PEA als Teil eines ganzheitlichen Behandlungsplans zu verwenden, der auch auf Ernährung, Bewegung und Physiotherapie abgestimmt war.

Die Heilpraktikerin beobachtete, dass die Pferde, die PEA erhielten, weniger steif wirkten und wieder mehr Freude an alltäglichen Aktivitäten wie dem Weidegang oder lockeren Ausritten zeigten. Die Halter dieser Pferde berichteten ebenfalls von

einer deutlichen Verbesserung der Lebensqualität ihrer Tiere. Besonders beeindruckend war für viele die Tatsache, dass PEA als natürliche Substanz langfristig gut vertragen wurde und keine negativen Nebenwirkungen aufwies.

4.4.5 Erfahrungsbericht 5: Unterstützung im Leistungssport

Ein Tierarzt, der viele Turnierpferde betreut, stellte fest, dass PEA nicht nur bei der Behandlung von Verletzungen und Entzündungen hilfreich ist, sondern auch eine wichtige Rolle bei der Regeneration und der langfristigen Leistungserhaltung spielt. Er verschreibt PEA häufig als Teil eines umfassenden Regenerationsprogramms für Pferde, die im Turniersport aktiv sind.

In einem Fallbericht beschreibt der Tierarzt die positiven Effekte von PEA bei einem zwölfjährigen Dressurpferd, das regelmäßig an nationalen Wettkämpfen teilnahm. Nach intensiven Trainingseinheiten zeigte das Pferd oft Muskelverspannungen und eine leichte Lahmheit. Durch die regelmäßige Gabe von PEA in Kombination mit physiotherapeutischen Maßnahmen und einem ausgewogenen Trainingsplan gelang es, die Regenerationszeiten zu verkürzen und das Pferd schneller wieder leistungsfähig zu machen. Die Besitzerin war besonders von der Tatsache begeistert, dass PEA ihrem Pferd half, ohne auf starke Schmerzmittel zurückgreifen zu müssen.

Die Erfahrungsberichte von Pferdehaltern und Tierärzten zeigen eindrucksvoll, wie vielseitig PEA in der Praxis eingesetzt werden kann. Ob bei chronischen Beschwerden, akuten Verletzungen oder zur Unterstützung der Regeneration – PEA bietet eine natürliche und gut verträgliche Alternative zu herkömmlichen entzündungshemmenden Medikamenten. Besonders in der langfristigen Anwendung zeigt sich, dass PEA die Lebensqualität von Pferden deutlich verbessert und dazu beiträgt, Entzündungen und Schmerzen nachhaltig zu lindern.

4.5 Integration von PEA in das tägliche Management von Sport- und Freizeitpferden

Pferde, insbesondere solche, die im Sport oder in anspruchsvollen Freizeitaktivitäten eingesetzt werden, stehen oft unter erheblichem physischem und mentalem Druck. Ein wesentlicher Teil ihres Wohlbefindens hängt von der richtigen Pflege, Regeneration und Prävention ab. PEA bietet eine natürliche und schonende Möglichkeit, Pferde auf ihrem Weg zu optimaler Gesundheit zu unterstützen. Durch die Integration von PEA in das tägliche Management kann nicht nur die Leistung der Pferde verbessert, sondern auch das Risiko von Verletzungen und chronischen Beschwerden reduziert werden.

4.5.1 PEA zur Prävention von Entzündungen und Gelenkproblemen

Einer der Hauptvorteile von PEA liegt in seiner entzündungshemmenden Wirkung, die sowohl bei akuten als auch bei chronischen Entzündungen zum Tragen kommt. Für Pferde, die regelmäßig im Leistungssport aktiv sind, ist die kontinuierliche Belastung der Gelenke und Muskeln ein Faktor, der langfristig zu degenerativen Erkrankungen wie Arthritis führen kann. Auch Freizeitpferde, die häufiger in anspruchsvollen Aktivitäten wie langen Ausritten oder Geländeritten eingesetzt werden, sind anfällig für Überlastung.

Die tägliche Gabe von PEA kann als präventive Maßnahme eingesetzt werden, um die Entzündungsprozesse im Körper zu regulieren und das Risiko von Gelenkproblemen zu minimieren. PEA wirkt auf zellulärer Ebene und verhindert, dass entzündliche Prozesse außer Kontrolle geraten. So kann es dazu beitragen, die Belastung der Gelenke zu reduzieren und langfristig die Mobilität des Pferdes zu erhalten.

4.5.2 Regelmäßige Gabe zur Unterstützung der Regeneration

Besonders im Leistungssport, aber auch bei intensiv genutzten Freizeitpferden, spielt die Regeneration eine zentrale Rolle. Pferde, die nach einem intensiven Training oder einem Wettkampf nicht ausreichend Zeit zur Regeneration haben, sind anfälliger für Verletzungen und Überlastungsschäden. PEA kann als fester Bestandteil im täglichen Management genutzt werden, um die Regeneration zu unterstützen und zu beschleunigen.

Durch seine entzündungshemmenden und schmerzlindernden Eigenschaften hilft PEA dabei, Mikroverletzungen in Muskeln, Sehnen und Gelenken schneller zu heilen. Pferde, die regelmäßig PEA erhalten, zeigen eine bessere Regeneration nach intensiven Belastungen, was ihre Leistungsfähigkeit länger aufrechterhält und sie widerstandsfähiger gegen künftige Verletzungen macht. Die tägliche Gabe von PEA sorgt dafür, dass das Pferd nicht nur kurzfristig, sondern auch langfristig in besserer Verfassung bleibt.

4.5.3 Integration von PEA in den Ernährungsplan

Die Verabreichung von PEA lässt sich leicht in den täglichen Ernährungsplan eines Pferdes integrieren. Da PEA hauptsächlich in Pulverform erhältlich ist, kann es einfach über das Futter gestreut und gleichmäßig verteilt werden.

Die regelmäßige Gabe von PEA im Rahmen der Fütterung bietet den Vorteil, dass das Pferd kontinuierlich von den entzündungshemmenden und schmerzlindernden Effekten profitiert. Dabei kann PEA sowohl zur Unterstützung bei bestehenden Problemen als auch präventiv eingesetzt werden, um das Pferd langfristig vor entzündungsbedingten Beschwerden zu schützen. Besonders in den Phasen intensiver Trai-

nings oder Wettkämpfe sorgt PEA für eine optimale Unterstützung des Körpers, ohne dabei die inneren Organe wie Magen oder Leber zu belasten – im Gegensatz zu vielen herkömmlichen Schmerzmitteln und Entzündungshemmern.

4.5.4 PEA in Kombination mit physikalischer Therapie und Training

PEA kann auch im Rahmen eines umfassenden Trainings- und Pflegeplans eine wertvolle Ergänzung sein. Für Pferde, die regelmäßig physiotherapeutische Behandlungen erhalten, etwa zur Rehabilitation nach Verletzungen oder zur Behandlung von chronischen Problemen wie Rückenbeschwerden oder Gelenksteifheit, kann PEA die Wirkung der physikalischen Therapie unterstützen.

Durch die entzündungshemmenden Eigenschaften von PEA wird die Durchblutung in den betroffenen Geweben verbessert, was die Heilung und Regeneration beschleunigt. In Kombination mit Massagen, Dehnübungen, Bewegungstherapie oder Hydrotherapie können Pferde schneller wieder in den Trainingsbetrieb integriert werden. Außerdem trägt PEA dazu bei, dass die Muskulatur und das Bindegewebe weniger anfällig für wiederkehrende Verletzungen sind.

Für Sportpferde kann PEA besonders wertvoll sein, um die Regeneration nach intensiven Trainingsphasen zu unterstützen. In Verbindung mit gezielten Pausen und einer ausgewogenen Ernährungs- und Futterergänzungsstrategie wird das Pferd optimal auf Wettkämpfe vorbereitet, während gleichzeitig das Risiko von Überlastungen minimiert wird.

4.5.5 Langfristige Unterstützung von Freizeitpferden

Auch Freizeitpferde, die nicht den Belastungen des Turniersports ausgesetzt sind, profitieren von der regelmäßigen Gabe von PEA. Besonders bei älteren Pferden, die unter Alterserscheinungen wie Arthrose oder allgemeinen Verschleißerscheinungen leiden, kann PEA helfen, die Lebensqualität zu erhalten. Indem PEA die Entzündungen in den Gelenken und Muskeln reduziert, verbessert es die Beweglichkeit und sorgt dafür, dass die Pferde auch im fortgeschrittenen Alter noch aktiv und schmerzfrei bleiben.

Die langfristige Gabe von PEA bei Freizeitpferden, die regelmäßig zu Ausritten oder längeren Strecken eingesetzt werden, bietet eine natürliche und gut verträgliche Methode, um den Körper bei der Bewältigung der physischen Herausforderungen zu unterstützen. Dabei reduziert PEA das Risiko von chronischen Beschwerden und trägt dazu bei, dass die Pferde auch in einem späteren Alter noch aktiv am Alltag ihrer Besitzer teilhaben können.

Die regelmäßige Gabe von PEA bietet eine wertvolle Möglichkeit, sowohl Sport- als auch Freizeitpferde auf natürliche Weise zu unterstützen. Ob als Präventivmaßnahme gegen Entzündungen, zur Unterstützung der Regeneration oder zur langfristigen Gesunderhaltung – PEA lässt sich problemlos in den täglichen Pflege- und Ernäh-

rungsplan integrieren. In Kombination mit physikalischen Therapien und einem durchdachten Trainingsplan trägt PEA dazu bei, die Leistungsfähigkeit von Pferden zu steigern und gleichzeitig das Risiko von Verletzungen und chronischen Beschwerden zu reduzieren.

5. PEA für Hunde – Der beste Freund und seine Gesundheit

5.1 Die häufigsten gesundheitlichen Probleme bei Hunden, bei denen PEA helfen kann

Hunde sind oft genauso anfällig für chronische Erkrankungen und entzündliche Beschwerden wie Menschen. Besonders im Alter oder bei bestimmten Rassen treten häufig gesundheitliche Probleme auf, die ihre Mobilität, ihr Wohlbefinden und ihre Lebensqualität beeinträchtigen können. PEA bietet Hunden eine natürliche Unterstützung, um entzündliche Prozesse im Körper zu regulieren und Schmerzen zu lindern. In diesem Abschnitt betrachten wir die häufigsten gesundheitlichen Probleme bei Hunden, bei denen PEA hilfreich sein kann.

5.1.1 Gelenkprobleme und Arthrose

Gelenkprobleme gehören zu den häufigsten Beschwerden bei Hunden, insbesondere bei größeren Rassen oder älteren Tieren. Erkrankungen wie Arthrose entstehen durch den Abbau von Knorpelgewebe in den Gelenken, was zu Schmerzen, Steifheit und eingeschränkter Beweglichkeit führt. Besonders betroffen sind häufig die Hüftgelenke, Knie und Ellbogen.

PEA kann hier eine wertvolle Unterstützung bieten, da es entzündungshemmend wirkt und die überaktiven Immunreaktionen in den betroffenen Gelenken reguliert. Durch die Modulation der Entzündungsprozesse hilft PEA, Schwellungen zu reduzieren und die Beweglichkeit des Hundes zu verbessern. Hunde, die an Arthrose leiden, profitieren von der regelmäßigen Einnahme von PEA, da es eine natürliche Linderung der Schmerzen bietet und den Einsatz von stärkeren Medikamenten, wie NSAIDs, reduzieren kann. Dies ist besonders vorteilhaft, da viele herkömmliche Schmerzmittel über längere Zeit Magen-Darm-Beschwerden oder Leberschäden verursachen können.

5.1.2 Hauterkrankungen und Allergien

Hauterkrankungen, allergische Reaktionen und chronische Dermatitis sind ebenfalls häufige Probleme bei Hunden. Diese Beschwerden äußern sich oft durch Juckreiz, gerötete Hautstellen, Haarausfall oder schuppige Haut. Häufig liegen diesen Hautproblemen allergische Reaktionen oder Entzündungen zugrunde, die durch eine Überreaktion des Immunsystems ausgelöst werden.

PEA kann helfen, die Entzündungsprozesse in der Haut zu regulieren, indem es die Aktivität der Mastzellen hemmt, die für die Freisetzung von Histamin und anderen entzündungsfördernden Substanzen verantwortlich sind. Dadurch kann der Juckreiz gemildert und die Hautirritationen reduziert werden.

In vielen Fällen kann PEA auch als unterstützende Maßnahme bei Hauterkrankungen wie atopischer Dermatitis eingesetzt werden, um die Entzündungsreaktionen zu mildern und die Haut zu beruhigen. In Kombination mit einer gezielten Ernährungsumstellung kann PEA eine signifikante Verbesserung der Hautgesundheit bei Hunden bewirken.

5.1.3 Nervenschäden und neuropathische Schmerzen

Neuropathische Schmerzen, die durch Schäden an den Nerven verursacht werden, sind eine weitere häufige Herausforderung bei Hunden, insbesondere bei älteren Tieren oder nach schweren Verletzungen. Diese Art von Schmerz ist oft schwer zu behandeln, da er nicht auf die typischen Schmerzmittel wie NSAIDs oder Opioide anspricht. Hunde, die an Nervenschäden leiden, zeigen häufig Symptome wie Zittern, Überempfindlichkeit bei Berührung, anhaltende Lahmheit oder eine Vermeidung bestimmter Bewegungen.

PEA wirkt hier, indem es die Aktivität von Gliazellen im Nervensystem reguliert. Diese Zellen spielen eine wichtige Rolle bei der Entzündungsreaktion im Nervengewebe. Durch die Hemmung der Gliazellenaktivität kann PEA die entzündlichen Prozesse in den Nerven reduzieren und so die Schmerzen lindern. Dies macht PEA besonders wertvoll bei der Behandlung von Hunden mit Nervenschäden, Bandscheibenvorfällen oder nach Operationen, die das Nervensystem beeinträchtigt haben.

5.1.4 Weitere Anwendungsgebiete von PEA bei Hunden

Neben den oben genannten Beschwerden kann PEA auch bei einer Vielzahl anderer gesundheitlicher Probleme eingesetzt werden, bei denen entzündliche Prozesse oder Schmerzen im Vordergrund stehen. Dazu gehören unter anderem:

- **Postoperative Schmerzen:** Nach chirurgischen Eingriffen kann PEA dazu beitragen, die Heilung zu unterstützen und postoperative Entzündungen zu reduzieren.

- **Autoimmunerkrankungen:** Hunde, die an Autoimmunerkrankungen leiden, profitieren von der immunmodulierenden Wirkung von PEA, da es das überaktive Immunsystem beruhigt und die Symptome lindert.

- **Schmerzen durch Verletzungen:** Ob bei Prellungen, Zerrungen oder anderen Verletzungen, PEA kann helfen, die Schwellungen zu reduzieren und den Heilungsprozess zu fördern.

Die häufigsten gesundheitlichen Probleme bei Hunden – Gelenkprobleme, Hauterkrankungen und Nervenschäden – lassen sich mit PEA auf natürliche Weise behandeln. Es bietet eine entzündungshemmende und schmerzlindernde Unterstützung, die sowohl akute als auch chronische Beschwerden lindern kann. Durch die regelmäßige Gabe von PEA kann die Lebensqualität von Hunden deutlich verbessert werden, ohne dass auf aggressive Schmerzmittel zurückgegriffen werden muss. Gleichzeitig werden die natürlichen Heilungsprozesse im Körper gefördert, was PEA zu einer wertvollen Ergänzung in der Behandlung von Hunden macht.

5.2 Praktische Tipps zur Verabreichung von PEA bei Hunden

Die Verabreichung von PEA (Palmitoylethanolamid) bei Hunden ist unkompliziert und lässt sich leicht in den Alltag integrieren. Da PEA hauptsächlich in Pulver- und Kapselform erhältlich ist, können Halter die passende Methode für ihren Hund wählen. Darüber hinaus besteht die Möglichkeit, aus dem PEA-Pulver eine Paste herzustellen, um die Verabreichung zu erleichtern. Im Folgenden werden Tipps zur praktischen Verabreichung von PEA bei Hunden aufgeführt, um eine optimale Wirkung zu erzielen.

5.2.1 PEA in Pulverform

PEA ist besonders häufig in Pulverform erhältlich und eignet sich ideal zur Beimischung ins Futter. Pulver lässt sich leicht dosieren und gleichmäßig über das Futter streuen, sodass der Hund es problemlos mit seiner täglichen Nahrung aufnimmt. Diese Darreichungsform ist besonders vorteilhaft für Hunde, die Schwierigkeiten beim Schlucken von Kapseln haben.

Hier sind einige praktische Tipps zur Verabreichung von PEA in Pulverform:

- **Futter gut vermischen:** Streue das PEA-Pulver über das Futter und vermische es gut, damit es gleichmäßig verteilt wird. Es kann hilfreich sein, das Pulver mit etwas Feuchtfutter oder einer kleinen Menge Joghurt zu vermengen, um sicherzustellen, dass der Hund es problemlos aufnimmt.

- **Leckerbissen verwenden:** Wenn der Hund das Pulver im Futter nicht sofort akzeptiert, kannst du es in einem schmackhaften Leckerbissen verstecken, wie z. B. einem kleinen Stück Fleisch oder Käse. Dadurch nimmt der Hund das PEA unbemerkt ein.

- **Mehrmals täglich geben:** Bei größeren Hunden oder bei einer höheren Dosierung kann es sinnvoll sein, die tägliche Dosis auf zwei Mahlzeiten zu verteilen. Dies ermöglicht eine gleichmäßigere Aufnahme und sorgt dafür, dass PEA kontinuierlich im Körper wirkt.

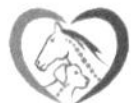

5.2.2   PEA in Kapseln

Für Hunde, die keine Probleme mit der Einnahme von Kapseln haben, bietet sich diese Darreichungsform als einfache Option an. Kapseln können leicht dosiert und direkt verabreicht werden, was besonders hilfreich ist, wenn exakte Dosierungen erforderlich sind.

Hier sind einige Tipps zur Verabreichung von PEA in Kapselform:

- **Mit Leckerlis kombinieren:** Viele Hunde nehmen Kapseln bereitwillig an, wenn sie in einem Leckerbissen versteckt werden. Weiche Leckerlis oder ein kleines Stück Wurst eignen sich hervorragend, um die Kapsel darin zu verstecken. Der Hund bemerkt in der Regel nicht, dass sich eine Kapsel im Leckerbissen befindet.

- **Direkt ins Maul geben:** Einige Hundehalter bevorzugen es, die Kapsel direkt ins Maul des Hundes zu geben. Dies ist besonders dann sinnvoll, wenn der Hund dazu neigt, den Leckerbissen zu zerbeißen und die Kapsel herauszuspucken. Halte den Hund sanft fest, öffne das Maul und platziere die Kapsel am hinteren Teil der Zunge, bevor du das Maul schließt. Streiche über die Kehle, um den Hund zum Schlucken zu ermutigen.

5.2.3   Herstellung einer Paste aus PEA-Pulver

Obwohl PEA nicht als fertige Paste erhältlich ist, kann aus dem Pulver leicht eine Paste hergestellt werden. Diese Paste eignet sich besonders für Hunde, die Pulver und Kapseln nicht gut vertragen. Die Herstellung ist einfach:

- **Paste herstellen:** Mische das PEA-Pulver mit etwas Wasser, Kokosöl oder einer anderen geeigneten Flüssigkeit, bis eine gleichmäßige Paste entsteht. Diese Paste kann dann entweder direkt ins Maul des Hundes gegeben oder zusammen mit einem Leckerli angeboten werden. Du kannst diese Paste sogar mit Kurkuma aufwerten.

- **Mit Leckereien kombinieren:** Alternativ kann die Paste in kleinen Mengen auf einen Leckerbissen gestrichen werden, damit der Hund sie unbemerkt einnimmt.

5.2.4   Geduld und Anpassung

Es ist wichtig, PEA langsam in den Tagesablauf des Hundes zu integrieren, insbesondere wenn der Hund empfindlich auf neue Nahrungsergänzungen reagiert. Beginne mit einer kleinen Dosis und steigere diese schrittweise, um sicherzustellen, dass der Hund das PEA gut verträgt. Dies ermöglicht es, mögliche Nebenwirkungen frühzeitig zu erkennen und den Körper des Hundes an die Ergänzung zu gewöhnen.

Die Verabreichung von PEA bei Hunden ist einfach und flexibel. Ob in Pulver- oder Kapselform oder als selbst hergestellte Paste – es gibt für jeden Hund eine geeignete Methode. Mit ein wenig Geduld und einer schrittweisen Einführung kann PEA problemlos in den Alltag des Hundes integriert werden. Die praktische Verabreichung sorgt dafür, dass Hunde von den entzündungshemmenden und schmerzlindernden Eigenschaften dieser natürlichen Substanz profitieren.

5.3 Dosierungsempfehlungen basierend auf Größe, Gewicht und Beschwerden

Die richtige Dosierung von PEA bei Hunden ist hilfreich, um die gewünschten gesundheitlichen Vorteile zu erzielen. Die Dosierung hängt von verschiedenen Faktoren ab, darunter die Größe, das Gewicht des Hundes sowie die Art und Schwere der Beschwerden. In diesem Abschnitt findest du praktische Dosierungsempfehlungen und Hinweise, wie PEA basierend auf individuellen Bedürfnissen optimal dosiert werden kann.

5.3.1 Dosierung nach Gewicht und Größe

Die Dosierung von PEA wird in der Regel nach dem Körpergewicht des Hundes berechnet. Eine gängige Dosierungsempfehlung für Hunde liegt bei 10 bis 20 mg PEA pro Kilogramm Körpergewicht und Tag, wobei die genaue Dosis je nach Gesundheitszustand und Schweregrad der Beschwerden variiert.

Hier sind einige allgemeine Richtlinien:

- **Kleine Hunde (bis 10 kg)**: Eine typische Dosierung für kleinere Hunde liegt bei 100 bis 200 mg PEA pro Tag. Diese Dosis kann in Pulverform über das Futter gestreut oder als Kapsel verabreicht werden. Besonders bei kleinen Hunden sollte darauf geachtet werden, die Dosis langsam einzuschleichen, um sicherzustellen, dass der Hund das PEA gut verträgt.

- **Mittlere Hunde (10 bis 25 kg)**: Für Hunde dieser Größe wird eine Tagesdosis von etwa 200 bis 500 mg PEA empfohlen. Diese Dosis kann je nach Beschwerden in einer oder zwei Gaben aufgeteilt werden.

- **Große Hunde (über 25 kg)**: Große Hunde benötigen entsprechend höhere Dosen, etwa 500 bis 1000 mg PEA pro Tag. Die Dosis kann auf zwei Portionen aufgeteilt werden, um eine gleichmäßige Verteilung der Wirkung über den Tag zu gewährleisten.

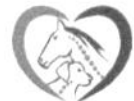

5.3.2 Dosierung je nach Beschwerdebild

Neben dem Gewicht des Hundes spielt auch die Art der Beschwerden eine wichtige Rolle bei der Festlegung der richtigen Dosis. Bei chronischen Erkrankungen oder schwerwiegenden Beschwerden kann es sinnvoll sein, die Dosis zu Beginn höher anzusetzen und nach einer Besserung auf eine Erhaltungsdosis umzustellen.

- **Akute Beschwerden (z. B. nach Verletzungen):** Bei akuten Entzündungen oder Verletzungen kann eine höhere Anfangsdosis gegeben werden, um die Entzündungsreaktion zu reduzieren und die Schmerzen zu lindern. In solchen Fällen wird häufig eine Dosierung von 20 mg PEA pro Kilogramm Körpergewicht empfohlen, bis sich eine Besserung einstellt. Sobald die akute Phase vorüber ist, kann die Dosis schrittweise reduziert werden.

- **Chronische Beschwerden (Arthrose, Hautprobleme, Nervenschäden):** Hunde mit chronischen Erkrankungen, wie Arthritis oder Hautproblemen, profitieren von einer kontinuierlichen Gabe von PEA. In der Regel wird bei chronischen Beschwerden eine Dosis von 10 bis 15 mg PEA pro Kilogramm Körpergewicht empfohlen, die täglich verabreicht wird. Diese Dosierung kann über einen längeren Zeitraum beibehalten werden, um eine langfristige Linderung der Symptome zu erzielen.

- **Präventive Anwendung:** Wenn PEA zur Prävention von Entzündungen oder zur Unterstützung der allgemeinen Gesundheit des Hundes eingesetzt wird, kann eine niedrigere Dosis von 5 bis 10 mg PEA pro Kilogramm Körpergewicht ausreichen. Diese präventive Anwendung eignet sich besonders für ältere Hunde oder solche, die anfällig für Gelenkprobleme oder Hauterkrankungen sind.

5.3.3 Einschleichen der Dosierung

Wie bereits erwähnt, ist es wichtig, die Dosierung von PEA schrittweise zu steigern, um sicherzustellen, dass der Hund das Präparat gut verträgt. Besonders bei empfindlichen Hunden oder bei Tieren, die zuvor noch keine Nahrungsergänzungsmittel erhalten haben, ist das Einschleichen der Dosierung eine empfehlenswerte Methode, um mögliche Nebenwirkungen frühzeitig zu erkennen.

Ein Beispiel für das schrittweise Einschleichen der Dosierung:

- Tag 1–3: 25 % der vollen Dosis

- Tag 4–7: 50 % der vollen Dosis

- Tag 8–10: 75 % der vollen Dosis

- Ab Tag 11: 100 % der vollen Dosis

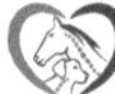

Diese Methode stellt sicher, dass der Körper des Hundes sich langsam an die Substanz gewöhnt und eine Verträglichkeit gewährleistet ist. Sollten unerwünschte Reaktionen auftreten, kann die Dosis reduziert oder das Präparat vorübergehend abgesetzt werden.

5.3.4 Anpassung der Dosierung bei Verbesserungen

Sobald sich der Gesundheitszustand des Hundes verbessert hat, kann die Dosierung von PEA entsprechend angepasst werden. Viele Hundehalter berichten, dass nach einer anfänglich höheren Dosierung eine Erhaltungsdosis ausreicht, um die positiven Effekte von PEA langfristig aufrechtzuerhalten. Diese Erhaltungsdosis ist in der Regel niedriger als die anfängliche Dosis und kann kontinuierlich gegeben werden, um die Entzündungsprozesse im Körper des Hundes in Balance zu halten.

Die Dosierung von PEA bei Hunden ist flexibel und kann an die individuellen Bedürfnisse des Tieres angepasst werden. Basierend auf Größe, Gewicht und Art der Beschwerden kann die richtige Menge PEA verabreicht werden, um Schmerzen zu lindern und Entzündungen zu reduzieren. Durch das langsame Einschleichen der Dosierung und die Anpassung je nach Gesundheitszustand wird sichergestellt, dass der Hund optimal von den positiven Effekten von PEA profitiert.

5.4 PEA bei älteren Hunden: Unterstützung für ein schmerzfreies Altern

Mit zunehmendem Alter neigen Hunde dazu, an chronischen Beschwerden zu leiden, die ihre Mobilität, ihr Wohlbefinden und ihre Lebensqualität beeinträchtigen können. Insbesondere Gelenkprobleme, Entzündungen und altersbedingte Degenerationen spielen eine große Rolle bei älteren Hunden. PEA bietet eine natürliche und gut verträgliche Möglichkeit, den Alterungsprozess zu unterstützen und altersbedingte Beschwerden zu lindern. In diesem Unterkapitel erfährst du, wie PEA dazu beitragen kann, dass Hunde im Alter schmerzfreier und aktiver bleiben.

5.4.1 Linderung von Gelenkproblemen und Arthrose

Arthrose ist abgesehen von Tumorerkrankungen eine der häufigsten Erkrankungen bei älteren Hunden. Die Gelenkknorpel nutzen sich im Laufe der Zeit ab, was zu Schmerzen, Steifheit und eingeschränkter Beweglichkeit führt. Dies beeinträchtigt nicht nur die Lebensqualität des Hundes, sondern auch seine Fähigkeit, an täglichen Aktivitäten wie Spaziergängen teilzunehmen.

PEA wirkt, indem es entzündungsfördernde Prozesse in den Gelenken reguliert und die Schmerzen reduziert. Es hat sich gezeigt, dass PEA die überaktiven Immunzellen, die zu Entzündungen und Schwellungen in den Gelenken beitragen, beruhigt. Ältere Hunde, die regelmäßig PEA erhalten, zeigen häufig eine bessere Beweglich-

keit und weniger Beschwerden im Alltag. Dies bedeutet, dass sie wieder häufiger spazieren gehen, Treppen steigen und allgemeine Aktivitäten mit Freude ausführen können. Durch die entzündungshemmende Wirkung von PEA wird die Beweglichkeit verbessert, ohne auf stark wirkende Schmerzmittel zurückgreifen zu müssen.

5.4.2 Unterstützung der kognitiven Gesundheit

Ältere Hunde leiden nicht nur unter körperlichen Einschränkungen, sondern zeigen oft auch Anzeichen von kognitiven Veränderungen. Der Alterungsprozess betrifft das Gehirn, und viele Hunde entwickeln im Laufe der Zeit Verhaltensänderungen, Verwirrtheit oder Orientierungslosigkeit. Dieser Zustand wird oft als kognitive Dysfunktion bezeichnet, eine Art von „Demenz" bei Hunden.

PEA könnte auch in diesem Bereich eine unterstützende Rolle spielen, indem es die Entzündungen im Gehirn reduziert, die zu neurodegenerativen Prozessen beitragen. Durch die Modulation der Gliazellen, die bei Entzündungen im Nervensystem eine Schlüsselrolle spielen, kann PEA dazu beitragen, die Nervenzellen zu schützen und die kognitive Gesundheit des Hundes zu unterstützen. Hunde, die PEA erhalten, zeigen möglicherweise weniger Anzeichen von Verwirrtheit und behalten ihre mentale Klarheit länger bei.

5.4.3 Schmerzlinderung ohne belastende Nebenwirkungen

Viele ältere Hunde, die unter chronischen Schmerzen leiden, erhalten regelmäßig Schmerzmittel wie NSAIDs (nichtsteroidale Antirheumatika). Obwohl diese Medikamente kurzfristig wirksam sind, können sie bei Langzeitanwendung zu ernsthaften Nebenwirkungen wie Magen-Darm-Problemen, Leberschäden oder Nierenschäden führen. Ältere Hunde sind besonders anfällig für diese Nebenwirkungen, da ihre Organe bereits durch den natürlichen Alterungsprozess geschwächt sein können.

PEA stellt eine natürliche Alternative dar, die gut verträglich ist und keine belastenden Nebenwirkungen zeigt. Es kann langfristig eingesetzt werden, um Schmerzen und Entzündungen zu lindern, ohne den Organismus zusätzlich zu belasten. Besonders für Hunde, die empfindlich auf herkömmliche Schmerzmittel reagieren, bietet PEA eine schonende und sichere Option, um schmerzfrei zu bleiben.

5.4.4 Förderung der Lebensqualität im Alter

Das Altern ist für Hunde und ihre Besitzer eine Herausforderung, aber es bedeutet nicht zwangsläufig, dass Hunde ihre Lebensfreude verlieren müssen. Durch die Gabe von PEA kann das Wohlbefinden älterer Hunde deutlich gesteigert werden. Viele Hundehalter berichten, dass ihre älteren Hunde nach der Gabe von PEA wieder mehr Lebensfreude zeigen, aktiver werden und sich besser bewegen können. Sie können wieder an den täglichen Aktivitäten teilnehmen und scheinen insgesamt weniger von ihrem Alter beeinträchtigt zu sein.

PEA fördert nicht nur die körperliche, sondern auch die emotionale Gesundheit. Hunde, die weniger Schmerzen haben und sich freier bewegen können, sind in der Regel ausgeglichener und zeigen weniger Anzeichen von Stress oder Unwohlsein. Durch die Unterstützung der Gelenke, der Muskeln und des Nervensystems trägt PEA dazu bei, dass ältere Hunde ihren Lebensabend in Würde und mit einem hohen Maß an Lebensqualität genießen können.

5.4.5   PEA als Teil eines ganzheitlichen Therapieplans

Um das Altern eines Hundes optimal zu unterstützen, sollte PEA in einen ganzheitlichen Therapieplan integriert werden. Dies umfasst nicht nur die regelmäßige Gabe von PEA, sondern auch eine ausgewogene Ernährung, ausreichend Bewegung und regelmäßige tierärztliche Kontrollen. Physiotherapie, Massagen oder Akupunktur können ebenfalls ergänzend eingesetzt werden, um die Mobilität zu fördern und die Muskulatur zu stärken.

Die tägliche Gabe von PEA kann dabei helfen, die typischen altersbedingten Beschwerden zu mildern und die Lebensqualität des Hundes langfristig zu verbessern. Durch die schrittweise Anpassung der Dosierung und die langfristige Anwendung lässt sich PEA problemlos in die Routine eines älteren Hundes integrieren, ohne dass belastende Nebenwirkungen befürchtet werden müssen.

PEA bietet eine natürliche und gut verträgliche Möglichkeit, älteren Hunden zu helfen, die typischen Beschwerden des Alters zu bewältigen. Ob Gelenkprobleme, kognitive Veränderungen oder allgemeine Altersbeschwerden – PEA unterstützt die Gesundheit und das Wohlbefinden des Hundes, ohne den Körper zusätzlich zu belasten. Durch die regelmäßige Gabe von PEA können Hunde im Alter schmerzfreier und aktiver bleiben, was sowohl für den Hund als auch für seine Besitzer zu einer deutlichen Steigerung der Lebensqualität führt.

5.5 Wie Halter die besten Ergebnisse mit PEA erzielen können

Um die bestmöglichen Ergebnisse bei der Anwendung von PEA bei Hunden zu erzielen, ist es wichtig, dass die Verabreichung und die Dosierung auf die individuellen Bedürfnisse des Hundes abgestimmt werden. Auch die Integration von PEA in den Alltag und in einen ganzheitlichen Pflegeplan spielt eine zentrale Rolle. In diesem Unterkapitel erfährst du, wie Halter PEA optimal einsetzen können, um eine langfristige Linderung von Beschwerden und eine Steigerung des Wohlbefindens ihres Hundes zu erreichen.

5.5.1 Regelmäßige Gabe und Langzeitanwendung

PEA entfaltet seine volle Wirkung am besten, wenn es regelmäßig und über einen längeren Zeitraum verabreicht wird. Da PEA eine entzündungshemmende und schmerzlindernde Wirkung besitzt, sollte die Gabe kontinuierlich erfolgen, um den Körper des Hundes bei der Regulierung von Entzündungsprozessen zu unterstützen. Viele chronische Beschwerden wie Arthrose oder Hauterkrankungen benötigen eine langfristige Behandlung, weshalb die regelmäßige Gabe von PEA essenziell ist.

Tipps für die regelmäßige Gabe:

- **In die tägliche Routine integrieren:** Um die Gabe von PEA nicht zu vergessen, sollte es in die tägliche Fütterungsroutine des Hundes integriert werden. Dadurch wird sichergestellt, dass der Hund seine Dosis konsequent erhält.

- **Langzeitbehandlung planen:** PEA kann problemlos über Monate hinweg gegeben werden. Eine Langzeitanwendung ist besonders bei Hunden mit chronischen Beschwerden oder altersbedingten Problemen sinnvoll.

5.5.2 Richtige Dosierung und Anpassung

Es ist wichtig, die Dosierung an das Gewicht des Hundes und die Art der Beschwerden anzupassen. Eine schrittweise Erhöhung der Dosis – das sogenannte Einschleichen – stellt sicher, dass der Hund das Präparat gut verträgt und mögliche Nebenwirkungen frühzeitig erkannt werden.

Tipps zur Dosierung und Anpassung:

- Individuell dosieren: Achte darauf, die Dosierung basierend auf dem Gewicht und den spezifischen gesundheitlichen Bedürfnissen deines Hundes anzupassen. Halte dich an die empfohlenen Dosierungen, die zwischen 10 und 20 mg PEA pro Kilogramm Körpergewicht liegen.

- Regelmäßige Anpassung: Je nach Fortschritt der Behandlung oder Veränderung des Gesundheitszustands kann die Dosis angepasst werden. Wenn sich der Zustand des Hundes verbessert, kann die Dosis verringert oder auf eine Erhaltungsdosis umgestellt werden.

5.5.3 Kombination mit anderen Therapieansätzen

PEA kann als Teil eines umfassenden Therapieplans besonders effektiv sein. In Kombination mit anderen therapeutischen Maßnahmen, wie physiotherapeutischen Behandlungen, einer speziellen Ernährung oder der Gabe von Nahrungsergänzungsmitteln, kann PEA seine Wirkung noch verstärken. Ein ganzheitlicher Ansatz, der verschiedene Elemente der Pflege und Behandlung miteinander verbindet, unterstützt die Gesundheit des Hundes auf mehreren Ebenen.

Beispiele für die Kombination von PEA mit anderen Therapieansätzen:

- **Ernährungsunterstützung:** Eine gesunde und ausgewogene Ernährung ist essenziell für das Wohlbefinden des Hundes. Ergänze das Futter deines Hundes mit entzündungshemmenden Nährstoffen wie Omega-3-Fettsäuren, die die Wirkung von PEA verstärken können.

- **Physiotherapie und Bewegung:** Besonders Hunde mit Gelenkproblemen profitieren von einer Kombination aus PEA und sanfter Bewegung. Physiotherapie oder moderate Bewegungseinheiten helfen, die Gelenke mobil zu halten und die Muskulatur zu stärken. PEA kann dabei die entzündungsbedingten Schmerzen lindern und die Beweglichkeit verbessern.

5.5.4 Regelmäßige Überprüfung des Gesundheitszustands

Um die besten Ergebnisse mit PEA zu erzielen, sollten Hundehalter den Gesundheitszustand ihres Hundes regelmäßig überprüfen. Dazu gehört nicht nur die Beobachtung der Beweglichkeit und des allgemeinen Wohlbefindens, sondern auch regelmäßige tierärztliche Kontrollen. Durch diese Überprüfungen kann festgestellt werden, ob PEA den gewünschten Effekt hat oder ob die Dosierung angepasst werden muss.

Tipps zur Überprüfung des Gesundheitszustands:

Beobachtung des Verhaltens: Achte darauf, wie sich das Verhalten deines Hundes im Laufe der Behandlung verändert. Ist er beweglicher? Wirkt er fröhlicher und agiler? Diese Anzeichen können darauf hinweisen, dass PEA seine Wirkung entfaltet.

Tierärztliche Kontrollen: Regelmäßige Besuche beim Tierarzt sind wichtig, um sicherzustellen, dass die Gesundheit deines Hundes stabil bleibt. Bei chronischen Beschwerden kann der Tierarzt helfen, die Fortschritte zu bewerten und gegebenenfalls weitere Empfehlungen auszusprechen.

5.5.5 Geduld und Kontinuität

Die Wirkung von PEA tritt nicht immer sofort ein, sondern kann einige Tage oder Wochen dauern, bis erste Ergebnisse sichtbar werden. Deshalb ist es wichtig, Geduld zu haben und die Gabe von PEA kontinuierlich fortzusetzen. Besonders bei chronischen Erkrankungen kann es mehrere Wochen dauern, bis eine spürbare Verbesserung eintritt.

Tipps für Geduld und Kontinuität:

- **Erwartungen anpassen:** Auch wenn erste positive Effekte möglicherweise schon nach wenigen Tagen auftreten, sollte PEA über einen längeren Zeitraum gegeben werden, um nachhaltige Ergebnisse zu erzielen.

- **Regelmäßige Gabe beibehalten:** Halte dich konsequent an den Verabreichungsplan, auch wenn sich der Gesundheitszustand deines Hundes verbessert. Eine kontinuierliche Gabe von PEA sorgt dafür, dass die Entzündungsprozesse dauerhaft unter Kontrolle bleiben.

Die besten Ergebnisse mit PEA lassen sich durch eine regelmäßige und langfristige Gabe erzielen, die an die individuellen Bedürfnisse des Hundes angepasst ist. Durch die Kombination von PEA mit anderen Therapiemaßnahmen und einer ausgewogenen Ernährung kann die Wirkung noch verstärkt werden. Geduld und Kontinuität sind der Schlüssel, um eine nachhaltige Linderung von Beschwerden zu erreichen und die Lebensqualität des Hundes dauerhaft zu verbessern. Mit der richtigen Anwendung können Hundehalter sicherstellen, dass ihr Hund von den entzündungshemmenden und schmerzlindernden Eigenschaften von PEA profitiert.

6.   PEA für Katzen – Feinfühlige Therapie für anspruchsvolle Tiere

6.1 Besondere Herausforderungen in der Anwendung von PEA bei Katzen

Katzen haben oft sehr spezielle Anforderungen, wenn es um die Verabreichung von Nahrungsergänzungsmitteln und Medikamenten geht. Sie reagieren empfindlicher auf viele Substanzen als andere Haustiere, weshalb es wichtig ist, bei der Anwendung von PEA besondere Sorgfalt walten zu lassen. Ihre einzigartige Physiologie und ihre sensible Natur machen die korrekte Dosierung und Verabreichung von PEA besonders anspruchsvoll.

6.1.1 Empfindlichkeit von Katzen gegenüber Medikamenten und Nahrungsergänzungsmitteln

Katzen haben eine sehr empfindliche Leber, die bestimmte chemische Verbindungen langsamer verarbeitet als die Leber von Hunden oder Menschen. Dies macht sie anfälliger für toxische Reaktionen und unerwünschte Nebenwirkungen bei der Einnahme von Medikamenten oder Nahrungsergänzungsmitteln. Bei vielen gängigen Schmerzmitteln, wie NSAIDs, besteht das Risiko von Leber- oder Nierenschäden, weshalb Katzenhalter nach sichereren, natürlichen Alternativen suchen.

PEA ist in diesem Zusammenhang eine vielversprechende Option, da es eine natürliche, gut verträgliche Substanz ist. Im Gegensatz zu vielen synthetischen Schmerzmitteln wird PEA vom Körper der Katze besser aufgenommen und verarbeitet. Es sind bisher keine typischen Nebenwirkungen bekannt, die bei herkömmlichen entzündungshemmenden Medikamenten auftreten können, was es zu einer sicheren Wahl macht, insbesondere für chronische Anwendungen.

6.1.2 Herausforderung der Dosierung bei Katzen

Die korrekte Dosierung von PEA ist besonders wichtig, da Katzen aufgrund ihrer Empfindlichkeit auf Überdosierungen mit gesundheitlichen Problemen reagieren könnten. Die Dosierung von PEA richtet sich in erster Linie nach dem Gewicht der Katze und der Schwere der Beschwerden. Im Allgemeinen liegt die empfohlene Tagesdosis für Katzen zwischen 10 und 15 mg PEA pro Kilogramm Körpergewicht.

Hier einige Richtwerte zur Dosierung:

- Kleine Katzen (bis 4 kg): Eine tägliche Dosis von 40 bis 60 mg PEA ist in der Regel ausreichend. Es ist ratsam, diese Dosis in zwei Gaben aufzuteilen, um die Aufnahme zu erleichtern.

- Mittlere Katzen (4 bis 6 kg): Für Katzen dieser Größe empfiehlt sich eine Tagesdosis von 60 bis 90 mg PEA, aufgeteilt in zwei Dosen. Eine gleichmäßige Verteilung über den Tag hinweg unterstützt eine kontinuierliche Wirkung.

- Große Katzen (über 6 kg): Katzen über 6 kg benötigen eine Tagesdosis von 90 bis 120 mg PEA, aufgeteilt in zwei Dosen.

Da Katzen besonders sensibel auf neue Nahrungsergänzungsmittel reagieren können, sollte die Dosis von PEA langsam eingeschlichen werden, um sicherzustellen, dass das Tier die Substanz gut verträgt. Dies bedeutet, dass zunächst mit einer niedrigeren Dosis begonnen wird, die schrittweise erhöht wird, bis die empfohlene Tagesdosis erreicht ist. Dies reduziert das Risiko von Nebenwirkungen und ermöglicht eine bessere Anpassung des Körpers an die neue Substanz.

6.1.3 Praktische Tipps zur Verabreichung von PEA bei Katzen

Katzen sind dafür bekannt, bei Veränderungen ihrer Routine, insbesondere beim Futter, sehr wählerisch zu sein. Dies stellt Katzenhalter vor die Herausforderung, PEA so zu verabreichen, dass es von der Katze akzeptiert wird. Da PEA hauptsächlich in Pulver- und Kapselform erhältlich ist, müssen Katzenhalter kreative Wege finden, um sicherzustellen, dass ihre Katze die tägliche Dosis erhält.

- Pulver ins Futter mischen: Die einfachste Methode, PEA zu verabreichen, besteht darin, das Pulver ins Futter zu mischen. Feuchtfutter eignet sich besonders gut, um das Pulver unauffällig unterzumischen. Achte darauf, dass das Futter gut vermischt wird, um zu verhindern, dass die Katze das Pulver verweigert.

- Leckerlis verwenden: Für wählerische Katzen kann es hilfreich sein, PEA in einem schmackhaften Leckerli zu verstecken. Du kannst ein kleines Stück Käse, Fleisch oder einen speziellen Katzensnack verwenden, um das PEA zu „tarnen“.

- Paste aus Pulver herstellen: Alternativ kann PEA-Pulver mit einer kleinen Menge Wasser oder einem anderen geeigneten flüssigen Träger zu einer Paste vermischt werden, die dann mit einem Leckerli oder direkt ins Maul der Katze gegeben wird. Diese Methode ist besonders bei Katzen geeignet, die empfindlich auf Veränderungen im Futter reagieren.

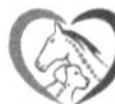

6.1.4   Überwachung der Reaktion der Katze

Da Katzen besonders empfindlich auf neue Nahrungsergänzungen reagieren können, ist es wichtig, ihre Reaktion nach der Verabreichung von PEA genau zu beobachten. In den ersten Tagen nach der Einführung von PEA sollten Halter auf Veränderungen im Verhalten oder in der Verdauung der Katze achten. Zu den möglichen Anzeichen einer Unverträglichkeit gehören Magen-Darm-Beschwerden, Appetitlosigkeit oder Verhaltensänderungen.

Sollte die Katze ungewöhnlich reagieren, kann es notwendig sein, die Dosis zu reduzieren oder PEA vorübergehend abzusetzen. In den meisten Fällen zeigt sich jedoch, dass PEA gut vertragen wird und eine allmähliche Verbesserung des allgemeinen Wohlbefindens der Katze zu beobachten ist.

Die Anwendung von PEA bei Katzen stellt aufgrund ihrer Empfindlichkeit gegenüber vielen Substanzen eine besondere Herausforderung dar. Mit der richtigen Dosierung und einer langsamen Einführung lässt sich PEA jedoch sicher und effektiv bei Katzen einsetzen. Die korrekte Verabreichung, sei es über das Futter oder in Form einer Paste, trägt dazu bei, dass Katzen von den entzündungshemmenden und schmerzlindernden Eigenschaften dieser natürlichen Substanz profitieren können. Mit Geduld und Sorgfalt können Katzenhalter eine sanfte und verträgliche Unterstützung für ihre anspruchsvollen Tiere finden.

6.2   Typische Einsatzgebiete bei Katzen

Katzen sind, wie auch andere Haustiere, oft von einer Vielzahl gesundheitlicher Beschwerden betroffen, die ihr Wohlbefinden und ihre Lebensqualität beeinträchtigen können. PEA bietet eine sanfte und natürliche Möglichkeit, eine Vielzahl dieser Beschwerden bei Katzen zu behandeln. Durch seine entzündungshemmenden und schmerzlindernden Eigenschaften ist PEA besonders wertvoll bei der Behandlung von chronischen Schmerzen, Entzündungen und allergischen Reaktionen. In diesem Unterkapitel betrachten wir die häufigsten Einsatzgebiete von PEA bei Katzen und wie es helfen kann, diese Beschwerden zu lindern.

6.2.1   Schmerzlinderung bei chronischen Erkrankungen

Chronische Schmerzen sind bei Katzen besonders schwer zu erkennen, da sie ihre Symptome oft gut verbergen. Erkrankungen wie Arthritis, die zu chronischen Gelenkschmerzen führen, treten vor allem bei älteren Katzen auf, können aber auch jüngere Tiere betreffen. Katzen, die unter chronischen Schmerzen leiden, zeigen häufig subtile Anzeichen wie vermehrtes Schlafen, verminderte Aktivität oder Veränderungen im Bewegungsablauf.

PEA kann hier eine wertvolle Unterstützung bieten, indem es die überaktiven Entzündungsprozesse in den Gelenken reguliert und die Schmerzen auf natürliche Weise lindert. Da es eine sanfte Alternative zu herkömmlichen Schmerzmitteln ist, die oft mit Nebenwirkungen verbunden sind, eignet sich PEA besonders gut für die Langzeitbehandlung von Katzen mit chronischen Erkrankungen wie Arthritis oder degenerativen Gelenkerkrankungen.

Durch die regelmäßige Gabe von PEA können die Schmerzen reduziert und die Beweglichkeit der Katze verbessert werden. Viele Katzenhalter berichten, dass ihre Tiere nach der Behandlung mit PEA wieder aktiver und lebensfroher werden. Besonders ältere Katzen profitieren von der sanften Schmerzlinderung, die PEA bietet, ohne die inneren Organe zusätzlich zu belasten.

6.2.2 Behandlung von Entzündungen

Entzündungen sind eine häufige Ursache für Schmerzen und Unwohlsein bei Katzen. Diese können durch eine Vielzahl von Faktoren ausgelöst werden, darunter Verletzungen, Infektionen oder chronische Erkrankungen wie Zahnfleischentzündungen (Gingivitis) oder Darmerkrankungen (IBD). Chronische Entzündungen, die unbehandelt bleiben, können langfristig zu Gewebeschäden und einer Verschlechterung der Lebensqualität führen.

PEA wirkt auf zellulärer Ebene, indem es die übermäßige Aktivität des Immunsystems beruhigt und die Entzündungsprozesse im Körper reguliert. Dies hilft, die Schwellungen und Schmerzen zu reduzieren und die Heilung zu fördern. Besonders bei Katzen, die auf herkömmliche entzündungshemmende Medikamente empfindlich reagieren, bietet PEA eine gut verträgliche Alternative.

Ein weiteres häufiges Entzündungsgebiet bei Katzen sind die Atemwege, insbesondere bei allergieanfälligen Katzen. Asthma und allergische Atemwegserkrankungen können durch chronische Entzündungen verschlimmert werden. Hier kann PEA helfen, die Entzündungen in den Atemwegen zu beruhigen und die Symptome zu lindern, sodass die Katze wieder leichter atmen kann.

6.2.3 Allergische Reaktionen und Hautprobleme

Katzen, die unter allergischen Reaktionen leiden, zeigen oft Symptome wie Juckreiz, Rötungen, Haarausfall oder Hautentzündungen. Diese Symptome können durch allergische Reaktionen auf Nahrungsmittel, Umweltfaktoren oder Parasiten ausgelöst werden. PEA kann dabei helfen, die allergischen Reaktionen zu beruhigen, indem es die Aktivität der Mastzellen hemmt, die bei der Freisetzung von Histamin und anderen entzündungsfördernden Substanzen eine zentrale Rolle spielen.

Durch die regelmäßige Gabe von PEA kann der Juckreiz gelindert und die Hautirritationen reduziert werden. Besonders Katzen, die an chronischer Dermatitis oder atopischen Hauterkrankungen leiden, profitieren von der entzündungshemmenden

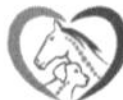

Wirkung von PEA. Es beruhigt die Haut und fördert die Heilung, ohne die Nebenwirkungen von Kortison oder anderen starken Medikamenten mit sich zu bringen.

Darüber hinaus kann PEA auch bei Katzen eingesetzt werden, die an Futtermittelunverträglichkeiten oder allergischen Reaktionen auf bestimmte Nahrungsmittel leiden. Durch die Stabilisierung des Immunsystems kann PEA dazu beitragen, die allergischen Reaktionen zu mildern und die damit verbundenen Symptome zu reduzieren.

6.2.4   Schmerzen und Entzündungen nach Verletzungen

Katzen, die sich verletzen, sei es durch Kämpfe, Unfälle oder Stürze, benötigen eine schnelle und effektive Behandlung, um die Schmerzen und Entzündungen zu lindern. Nach Verletzungen treten häufig Schwellungen und akute Schmerzen auf, die die Heilung verzögern können. PEA bietet hier eine sanfte und natürliche Unterstützung, um die Entzündungsprozesse zu regulieren und die Schmerzen zu lindern, sodass die Heilung beschleunigt wird.

In vielen Fällen wird PEA nach Operationen oder bei der Behandlung von Wunden und Verletzungen eingesetzt, um den Heilungsprozess zu unterstützen. Da PEA keine schädlichen Nebenwirkungen hat, eignet es sich besonders gut für die Nachbehandlung von Verletzungen, bei denen eine langfristige Entzündungshemmung erforderlich ist.

PEA bietet Katzen eine natürliche und gut verträgliche Möglichkeit, eine Vielzahl von Beschwerden zu lindern, die mit Schmerzen, Entzündungen und allergischen Reaktionen verbunden sind. Ob bei chronischen Gelenkschmerzen, Hautproblemen oder akuten Entzündungen – PEA kann eine sanfte Unterstützung bieten und die Lebensqualität der Katze erheblich verbessern. Durch seine entzündungshemmende und schmerzlindernde Wirkung eignet sich PEA besonders gut für die langfristige Anwendung bei Katzen, ohne die typischen Nebenwirkungen synthetischer Medikamente.

6.3   Sicherheit und Verträglichkeit: Was Tierhalter wissen müssen

Die Sicherheit und Verträglichkeit von PEA sind wichtige Faktoren für Tierhalter, die ihre Katzen behandeln möchten. Katzen reagieren oft empfindlich auf Medikamente und Nahrungsergänzungsmittel, weshalb es besonders wichtig ist, sicherzustellen, dass das verwendete Produkt gut verträglich und frei von unerwünschten Nebenwirkungen ist. PEA bietet hier eine sanfte, natürliche Alternative zu vielen herkömmlichen Schmerz- und Entzündungshemmern, die bei Katzen gut akzeptiert wird.

6.3.1 Natürliche Substanz und körpereigene Wirkung

PEA ist eine körpereigene Substanz, die sowohl bei Menschen als auch bei Tieren im Organismus vorkommt. Es spielt eine wichtige Rolle bei der Regulation von Entzündungen und der Schmerzkontrolle. Da PEA auf natürliche Weise im Körper produziert wird, ist das Risiko einer Unverträglichkeit oder toxischen Reaktion gering. Dies macht PEA zu einer besonders sicheren Option für Katzen, deren Stoffwechsel empfindlich auf viele synthetische Medikamente reagiert.

Im Vergleich zu herkömmlichen Medikamenten wie NSAIDs, die das Risiko von Magen-Darm-Problemen oder Leberschäden erhöhen können, ist PEA gut verträglich und weist keine bekannten toxischen Wirkungen auf.

6.3.2 Verträglichkeit und mögliche Nebenwirkungen

Die meisten Katzen vertragen PEA gut, und es wurden bisher keine schwerwiegenden Nebenwirkungen dokumentiert. Da PEA eine natürliche Substanz ist, zeigt es eine hohe Verträglichkeit, auch bei langfristiger Gabe. Dies ist ein enormer Vorteil, da viele Katzen, insbesondere ältere Tiere oder solche mit chronischen Beschwerden, auf eine langfristige Behandlung angewiesen sind.

In seltenen Fällen kann es jedoch vorkommen, dass eine Katze empfindlich auf die Einführung von PEA reagiert. Mögliche Nebenwirkungen, die beobachtet werden können, sind leichte Magen-Darm-Beschwerden, wie Durchfall oder Erbrechen. Diese Symptome treten in der Regel nur vorübergehend auf und lassen sich oft durch eine Anpassung der Dosierung beheben.

Tipps zur Vermeidung von Nebenwirkungen:

* **Dosierung einschleichen:** Um das Risiko von Nebenwirkungen zu minimieren, sollte PEA langsam eingeschlichen werden. Beginne mit einer niedrigeren Dosis und steigere diese allmählich, um den Körper der Katze an die neue Substanz zu gewöhnen.

* **Futter anpassen:** Wenn eine Katze empfindlich auf Nahrungsergänzungen reagiert, kann es hilfreich sein, PEA zusammen mit einer leicht verdaulichen Mahlzeit zu verabreichen, um mögliche Magenbeschwerden zu vermeiden.

6.3.3 Langzeitverträglichkeit von PEA

Da PEA keine bekannten toxischen Wirkungen hat, eignet es sich besonders gut für die Langzeitanwendung bei Katzen. Viele Katzen, die an chronischen Erkrankungen wie Arthritis, Hautproblemen oder Allergien leiden, benötigen eine dauerhafte Behandlung. PEA kann über Monate hinweg gegeben werden, ohne dass die Gefahr besteht, dass es zu einer Überlastung der Organe kommt.

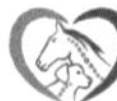

Die langfristige Anwendung von PEA wird insbesondere bei älteren Katzen empfohlen, da es die typischen Altersbeschwerden wie Gelenkprobleme oder chronische Entzündungen lindert, ohne den Organismus zusätzlich zu belasten. Katzenhalter können PEA bedenkenlos als Teil der täglichen Pflege ihres Tieres einsetzen, um dessen Lebensqualität zu verbessern und chronische Beschwerden zu managen.

6.3.4   Wechselwirkungen mit anderen Medikamenten

Ein weiterer Vorteil von PEA ist, dass es bisher keine bekannten Wechselwirkungen mit anderen Medikamenten zeigt. Dies ist besonders wichtig, da viele Katzen, insbesondere ältere Tiere oder solche mit chronischen Erkrankungen, häufig mehrere Medikamente gleichzeitig erhalten. PEA kann problemlos in bestehende Behandlungspläne integriert werden, ohne dass das Risiko von Wechselwirkungen mit Schmerzmitteln, Entzündungshemmern oder anderen Medikamenten besteht.

Katzen, die auf herkömmliche Schmerzmittel oder Kortikosteroide angewiesen sind, können zusätzlich PEA erhalten, um die entzündungshemmende und schmerzlindernde Wirkung zu verstärken. Viele Katzenhalter berichten, dass sie durch die Kombination von PEA mit anderen Therapien die Dosis herkömmlicher Schmerzmittel reduzieren konnten, was die Belastung für den Organismus der Katze minimiert.

6.3.5   Sicherheitsaspekte bei der Verabreichung

Um sicherzustellen, dass PEA bei Katzen sicher und effektiv eingesetzt wird, sollten einige wichtige Punkte beachtet werden:

- **Qualität des Produkts:** Achte darauf, ein reines hochwertiges PEA-Produkt zu wählen, das für den Einsatz bei Tieren vorgesehen ist.

- **Dosierungsempfehlungen beachten:** Halte dich an die empfohlenen Dosierungen für Katzen, die in der Regel zwischen 10 und 15 mg pro Kilogramm Körpergewicht liegen. Eine Überdosierung sollte vermieden werden, auch wenn PEA als gut verträglich gilt.

- **Langsame Einführung:** Wie bereits erwähnt, sollte PEA langsam in den Alltag der Katze eingeführt werden, um mögliche Nebenwirkungen zu minimieren und sicherzustellen, dass die Katze die Substanz gut verträgt.

PEA ist eine sichere und gut verträgliche Option zur Behandlung von Schmerzen, Entzündungen und allergischen Reaktionen bei Katzen. Als natürliche Substanz hat es bisher keine bekannten toxischen Wirkungen und kann langfristig eingesetzt werden, ohne den Organismus zu belasten. Durch die langsame Einführung und die Beachtung der Dosierungsempfehlungen können Katzenhalter sicherstellen, dass ihre Katze von den positiven Effekten von PEA profitiert, ohne unerwünschte Nebenwirkungen zu riskieren. Die hohe Verträglichkeit und das Fehlen von Wechsel-

wirkungen mit anderen Medikamenten machen PEA zu einer idealen Wahl für Katzen mit chronischen Beschwerden oder als Ergänzung zu bestehenden Therapien.

6.4 Erfolgreiche Behandlungsstrategien: Wie PEA sanft und effektiv wirkt

Die Anwendung von PEA bei Katzen hat sich als eine sanfte und zugleich effektive Methode erwiesen, um eine Vielzahl von Beschwerden zu lindern. Dabei ist es wichtig, die Behandlung an die individuellen Bedürfnisse des Tieres anzupassen und PEA als Teil einer umfassenden Behandlungsstrategie zu integrieren. In diesem Kapitel gehen wir auf erfolgreiche Behandlungsansätze ein und zeigen, wie PEA seine volle Wirkung entfalten kann, wenn es richtig eingesetzt wird.

6.4.1 Ganzheitlicher Ansatz für eine erfolgreiche Behandlung

Die besten Ergebnisse bei der Anwendung von PEA werden erzielt, wenn es als Teil eines ganzheitlichen Behandlungsansatzes eingesetzt wird. Das bedeutet, dass PEA nicht isoliert angewendet wird, sondern in Kombination mit anderen therapeutischen Maßnahmen und einer ausgewogenen Pflege- und Ernährungsstrategie. Da PEA besonders gut verträglich ist und keine bekannten Wechselwirkungen mit anderen Medikamenten aufweist, kann es problemlos in bestehende Behandlungspläne integriert werden.

Ein erfolgreicher Behandlungsplan könnte beispielsweise Folgendes umfassen:

- PEA als Basis: Die tägliche Gabe von PEA zur Reduktion von Entzündungen und zur Schmerzlinderung.

- Ernährungsanpassung: Eine spezielle Ernährung, die auf die gesundheitlichen Bedürfnisse der Katze abgestimmt ist, zum Beispiel hypoallergenes Futter bei Allergien oder nährstoffreiche Kost bei chronischen Entzündungen.

- Zusätzliche Therapien: Physiotherapie, Akupunktur oder Massagen können als ergänzende Maßnahmen helfen, die Beweglichkeit zu verbessern und die Regeneration zu unterstützen.

Durch die Kombination von PEA mit anderen natürlichen und therapeutischen Ansätzen wird die Regenerationsfähigkeit des Körpers gefördert, und die Beschwerden der Katze können sanft und effektiv gelindert werden.

6.4.2 PEA zur Behandlung chronischer Erkrankungen

Chronische Erkrankungen wie Arthritis, IBD (chronische Darmentzündung) oder chronische Hautprobleme sind bei Katzen häufig schwer zu behandeln, da sie oft eine langwierige und kontinuierliche Therapie erfordern. Hier zeigt sich die besondere Stärke von PEA, da es über einen längeren Zeitraum hinweg angewendet werden kann, ohne die Leber oder andere Organe zu belasten.

- **Arthritis und Gelenkprobleme:** Die regelmäßige Gabe von PEA hat sich als besonders wirksam bei der Behandlung von Gelenkproblemen erwiesen. Katzen, die an Arthritis leiden, können durch PEA wieder mehr Mobilität erlangen und zeigen oft eine Reduktion der Schmerzen. Besonders ältere Katzen profitieren von der sanften Schmerzlinderung, da sie dadurch aktiver und beweglicher bleiben.

- **Chronische Darmentzündungen (IBD):** Bei Katzen, die an IBD oder anderen entzündlichen Darmerkrankungen leiden, kann PEA helfen, die Entzündungen im Darm zu regulieren. Dies kann dazu beitragen, die Symptome wie Durchfall oder Erbrechen zu lindern und das allgemeine Wohlbefinden der Katze zu verbessern.

- **Chronische Hautprobleme und Allergien:** Bei Hautproblemen und Allergien, die häufig mit Juckreiz, Rötungen und Entzündungen einhergehen, wirkt PEA, indem es die Aktivität der Mastzellen reduziert, die bei allergischen Reaktionen eine zentrale Rolle spielen. Dies führt zu einer Linderung des Juckreizes und einer Verbesserung des Hautbildes.

6.4.3 Effektive Schmerzlinderung bei akuten Beschwerden

Neben der Behandlung chronischer Erkrankungen ist PEA auch bei akuten Beschwerden eine wertvolle Unterstützung. Besonders bei Verletzungen oder nach Operationen kann PEA dazu beitragen, die Heilung zu beschleunigen und die Schmerzen zu lindern. Da PEA eine natürliche entzündungshemmende Wirkung besitzt, kann es helfen, Schwellungen und Schmerzen zu reduzieren, ohne die Risiken und Nebenwirkungen von herkömmlichen Schmerzmitteln.

- **Verletzungen und Wunden:** PEA kann bei der Heilung von Wunden und Verletzungen eine wichtige Rolle spielen. Durch seine entzündungshemmenden Eigenschaften unterstützt es die natürliche Heilung und lindert Schmerzen, sodass die Katze schneller wieder auf die Beine kommt.

- **Postoperative Unterstützung:** Nach chirurgischen Eingriffen kann PEA als Teil des postoperativen Pflegeplans eingesetzt werden, um Entzündungen und Schmerzen zu kontrollieren. Viele Tierärzte empfehlen PEA als Ergänzung zu herkömmlichen Schmerzmitteln, um die Genesung der Katze zu unterstützen und das Risiko von Nebenwirkungen zu minimieren.

6.4.4   Erfolgreiche Langzeitbehandlung

Eine erfolgreiche Langzeitbehandlung mit PEA erfordert Geduld und eine kontinuierliche Gabe, um die positiven Effekte zu maximieren. Die entzündungshemmenden und schmerzlindernden Eigenschaften von PEA entfalten sich oft über einen
längeren Zeitraum, weshalb es wichtig ist, die Behandlung regelmäßig fortzusetzen,
auch wenn erste Verbesserungen bereits sichtbar sind.

- **Langfristige Verbesserung der Lebensqualität:** Viele Katzenhalter berichten,
  dass ihre Katzen nach der Gabe von PEA eine deutliche Verbesserung ihrer Lebensqualität erfahren haben. Dies zeigt sich in einer erhöhten Aktivität, einem
  besseren Bewegungsumfang und einem allgemein entspannteren Verhalten. Besonders bei Katzen, die lange unter chronischen Beschwerden gelitten haben,
  kann PEA eine nachhaltige Verbesserung bewirken.

- **Erhaltungsdosis:** Nachdem sich der Zustand der Katze stabilisiert hat, kann die
  Dosis von PEA in vielen Fällen reduziert werden. Eine niedrigere Erhaltungsdosis reicht oft aus, um die Entzündungen unter Kontrolle zu halten und die Beschwerden langfristig zu lindern.

6.4.5   Beobachtung und Anpassung der Therapie

Um den Erfolg der Behandlung mit PEA zu maximieren, ist es wichtig, die Katze
während der Therapie genau zu beobachten und die Therapie bei Bedarf anzupassen.
Tierhalter sollten auf Anzeichen von Verbesserungen achten, wie z. B. eine erhöhte
Aktivität, weniger Schmerzen oder eine Verbesserung des Hautbildes.

Regelmäßige tierärztliche Kontrollen: Um sicherzustellen, dass die Therapie mit
PEA optimal verläuft, sollten regelmäßige Kontrollen beim Tierarzt eingeplant werden. Der Tierarzt kann den Fortschritt bewerten und gegebenenfalls Anpassungen in
der Dosierung oder im Behandlungsplan vornehmen.

PEA bietet eine sanfte, aber effektive Methode, um eine Vielzahl von Beschwerden
bei Katzen zu lindern. Ob bei chronischen Erkrankungen, akuten Verletzungen oder
als Teil einer umfassenden Pflege – PEA kann durch seine natürlichen entzündungshemmenden und schmerzlindernden Eigenschaften die Lebensqualität von Katzen
erheblich verbessern. Eine erfolgreiche Behandlung mit PEA erfordert Geduld, eine
kontinuierliche Gabe und die Anpassung an die individuellen Bedürfnisse des Tieres. Durch die Integration von PEA in einen ganzheitlichen Behandlungsplan können Katzenhalter sicherstellen, dass ihre Tiere optimal unterstützt werden.

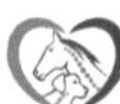

7. PEA im Vergleich zu anderen Substanzen – Was ist wirklich besser?

7.1 PEA vs. CBD: Welche Substanz ist für welches Tier und welche Beschwerden geeignet?

PEA und CBD (Cannabidiol) sind beides natürliche Substanzen, die in der Tiermedizin zur Behandlung von Entzündungen, Schmerzen und anderen Beschwerden immer beliebter werden. Beide Substanzen bieten einzigartige Vorteile, doch es gibt auch Unterschiede, die bei der Entscheidung, welche Substanz für ein bestimmtes Tier oder eine bestimmte Erkrankung am besten geeignet ist, berücksichtigt werden sollten. In diesem Unterkapitel vergleichen wir PEA und CBD und zeigen, für welche Beschwerden und Tiere die jeweilige Substanz besonders geeignet ist.

7.1.1 PEA – Der natürliche Entzündungshemmer

PEA ist eine körpereigene Substanz, die in vielen Tieren und auch Menschen auf natürliche Weise vorkommt. Es spielt eine wichtige Rolle bei der Regulierung von Entzündungsprozessen und der Schmerzkontrolle. Besonders in der Tiermedizin hat sich PEA als wertvolle Ergänzung zur Behandlung von chronischen Schmerzen, Entzündungen und allergischen Reaktionen etabliert. Seine entzündungshemmenden und schmerzlindernden Eigenschaften machen PEA zu einer sanften, aber effektiven Option für viele Tiere.

Wann PEA geeignet ist:

- **Chronische Schmerzen:** PEA eignet sich besonders gut zur Behandlung chronischer Schmerzen, wie sie bei Arthritis, Gelenkbeschwerden oder degenerativen Erkrankungen auftreten. Katzen und Hunde, die an solchen Beschwerden leiden, profitieren von der entzündungshemmenden Wirkung von PEA, ohne die Nebenwirkungen herkömmlicher Schmerzmittel in Kauf nehmen zu müssen.

- **Allergische Reaktionen:** PEA hat sich auch als wirksam bei der Linderung von allergischen Reaktionen und Hautproblemen erwiesen, da es die Mastzellaktivität reduziert und somit den Juckreiz und die Entzündungen beruhigt. Besonders Katzen, die empfindlich auf allergische Auslöser reagieren, profitieren von dieser natürlichen Unterstützung.

- **Langzeitanwendung:** PEA ist besonders gut verträglich und kann ohne Bedenken über einen langen Zeitraum hinweg eingesetzt werden. Dies ist ein Vorteil

gegenüber vielen synthetischen Schmerzmitteln, die bei Langzeitanwendung oft zu Magen-Darm-Problemen oder Leberschäden führen.

7.1.2 CBD – Vielseitiger Unterstützer für das Nervensystem und die Psyche

CBD, das aus der Cannabispflanze gewonnen wird, ist bekannt für seine beruhigenden, entzündungshemmenden und schmerzlindernden Eigenschaften. Es hat sich besonders in der Behandlung von neurologischen Beschwerden und Angstzuständen einen Namen gemacht. CBD wirkt auf das Endocannabinoid-System des Körpers, welches eine zentrale Rolle bei der Regulierung von Stimmung, Schlaf, Schmerzen und dem Immunsystem spielt.

Wann CBD geeignet ist:

- **Neurologische Beschwerden:** CBD wird häufig bei Tieren mit neurologischen Problemen eingesetzt, wie z. B. Epilepsie oder Anfällen. Es hat sich gezeigt, dass CBD die Häufigkeit und Schwere von Anfällen bei Hunden und Katzen reduzieren kann. Auch bei degenerativen neurologischen Erkrankungen kann CBD die Symptome lindern.

- **Angstzustände und Stress**: CBD hat eine beruhigende Wirkung auf das Nervensystem und wird daher oft bei Tieren eingesetzt, die unter Angstzuständen, Trennungsängsten oder Stresssituationen wie Reisen oder Tierarztbesuchen leiden. Es hilft, das Tier zu entspannen, ohne es zu sedieren.

- **Schmerzbehandlung:** CBD kann, ähnlich wie PEA, bei Schmerzen und Entzündungen helfen. Besonders bei akuten Schmerzen oder Entzündungen, wie sie nach Operationen oder Verletzungen auftreten, wird CBD oft als unterstützende Behandlung eingesetzt. Es wirkt schnell und bietet eine natürliche Alternative zu synthetischen Schmerzmitteln.

7.1.3 Vergleich von PEA und CBD: Welche Substanz für welches Tier?

Während sowohl PEA als auch CBD entzündungshemmende und schmerzlindernde Eigenschaften haben, unterscheiden sich die beiden Substanzen in ihrer Wirkweise und den bevorzugten Einsatzgebieten. Hier ist ein Überblick darüber, welche Substanz für bestimmte Beschwerden und Tiere am besten geeignet ist:

- **Bei chronischen Schmerzen und Entzündungen:** PEA ist oft die bessere Wahl bei chronischen Schmerzen und Entzündungen, insbesondere bei Erkrankungen wie Arthritis oder Hautproblemen. Da es eine sanfte, langfristige Wirkung hat und gut verträglich ist, eignet sich PEA besonders gut für Tiere, die an langanhaltenden Beschwerden leiden und eine natürliche Alternative zu synthetischen Schmerzmitteln suchen.

- **Bei neurologischen Beschwerden und Angstzuständen:** CBD ist besonders effektiv bei neurologischen Erkrankungen wie Epilepsie oder Anfällen. Es wirkt auf das Nervensystem und hilft, die Symptome zu lindern. Auch bei Angstzuständen und stressbedingtem Verhalten ist CBD oft die erste Wahl, da es beruhigend wirkt, ohne das Tier stark zu sedieren.

- **Für ältere Tiere:** Sowohl PEA als auch CBD können bei älteren Tieren eingesetzt werden, um deren Lebensqualität zu verbessern. PEA eignet sich hervorragend für die langfristige Behandlung von Gelenkproblemen und Entzündungen, während CBD älteren Tieren helfen kann, sich zu entspannen und neurologische Beschwerden zu lindern.

- **Langzeitanwendung vs. Akutbehandlung:** PEA ist besonders gut für die Langzeitanwendung geeignet, da es keine bekannten Nebenwirkungen hat und vom Körper gut vertragen wird. CBD wird häufig für die Akutbehandlung von Schmerzen oder Angstzuständen eingesetzt, kann aber auch bei chronischen neurologischen Beschwerden langfristig verwendet werden.

7.1.4   Gemeinsamer Einsatz von PEA und CBD

In einigen Fällen kann der kombinierte Einsatz von PEA und CBD sinnvoll sein, um die besten Ergebnisse zu erzielen. Zum Beispiel könnte ein älterer Hund, der unter Arthritis leidet und gleichzeitig Angstzustände hat, von einer kombinierten Therapie profitieren. PEA würde dabei helfen, die Schmerzen und Entzündungen zu lindern, während CBD das Nervensystem beruhigt und den Stress reduziert.

Die Wahl zwischen PEA und CBD hängt von den spezifischen Beschwerden des Tieres ab. PEA ist besonders effektiv bei chronischen Schmerzen, Entzündungen und allergischen Reaktionen, während CBD bei neurologischen Problemen und Angstzuständen die bessere Wahl sein kann. Beide Substanzen bieten eine natürliche und gut verträgliche Alternative zu synthetischen Medikamenten und können entweder einzeln oder in Kombination eingesetzt werden, um die Gesundheit und das Wohlbefinden von Tieren zu unterstützen.

7.2   Vergleich mit NSAIDs: Risiken und Vorteile

Nichtsteroidale Antirheumatika (NSAIDs) sind in der Tiermedizin weit verbreitet, um Schmerzen und Entzündungen zu behandeln. Sie werden häufig bei akuten Verletzungen, postoperativen Schmerzen oder chronischen Erkrankungen wie Arthritis eingesetzt. Während NSAIDs wirksam bei der Linderung von Schmerzen und Entzündungen sind, gehen sie oft mit erheblichen Risiken und Nebenwirkungen einher, insbesondere bei langfristiger Anwendung. Im Vergleich dazu bietet PEA eine sanftere und sicherere Alternative. In diesem Kapitel werden die Vor- und Nachteile von NSAIDs und PEA gegenübergestellt, um zu zeigen, wann welche Behandlung die bessere Wahl ist.

7.2.1 Wie wirken NSAIDs und PEA?

- **NSAIDs** wirken, indem sie die Produktion von Prostaglandinen blockieren – Substanzen, die Entzündungen, Schmerzen und Fieber auslösen. Zu den häufigsten NSAIDs, die bei Tieren eingesetzt werden, gehören Meloxicam, Carprofen und Firocoxib. Sie sind besonders effektiv bei der Linderung akuter Schmerzen und Entzündungen, jedoch blockieren sie nicht nur die „schlechten" Prostaglandine, sondern auch die „guten", die beispielsweise den Magen-Darm-Trakt schützen und die Nierenfunktion unterstützen. Dies führt zu den bekannten Nebenwirkungen von NSAIDs, wie Magen-Darm-Beschwerden, Magengeschwüren und Nierenschäden.

- **PEA** hingegen wirkt als natürlicher Entzündungshemmer und Schmerzregulator, indem es auf die Aktivierung der Mastzellen und anderer Immunzellen Einfluss nimmt, die bei Entzündungsreaktionen eine Rolle spielen. PEA blockiert nicht die Prostaglandine, sondern moduliert die Entzündungsprozesse sanft, was es zu einer gut verträglichen Alternative macht, insbesondere bei chronischen Beschwerden. Da PEA eine körpereigene Substanz ist, wird es gut aufgenommen und verursacht keine toxischen Nebenwirkungen.

Vorteile von NSAIDs

- **Schnelle und effektive Schmerzlinderung:** NSAIDs bieten eine schnelle und effektive Schmerzlinderung, insbesondere bei akuten Verletzungen oder nach Operationen. Sie wirken innerhalb weniger Stunden und sind daher oft die erste Wahl, wenn eine sofortige Entzündungshemmung und Schmerzkontrolle erforderlich ist.

- **Gut erforscht und verfügbar:** NSAIDs sind seit Jahrzehnten in der Human- und Tiermedizin im Einsatz, und ihre Wirksamkeit bei der Behandlung von Schmerzen und Entzündungen ist gut dokumentiert. Sie sind weit verbreitet und in verschiedenen Formen (Tabletten, Injektionen) leicht verfügbar.

7.2.2 Risiken und Nebenwirkungen von NSAIDs

Trotz ihrer Wirksamkeit sind NSAIDs mit erheblichen Risiken verbunden, insbesondere bei langfristiger Anwendung oder bei empfindlichen Tieren wie Katzen und älteren Tieren. Zu den häufigsten Nebenwirkungen gehören:

- **Magen-Darm-Probleme:** NSAIDs können Magenschleimhautentzündungen, Geschwüre und in schweren Fällen Magenblutungen verursachen. Dies ist eine der größten Gefahren bei der Langzeitanwendung, da die „guten" Prostaglandine, die die Magenwand schützen, ebenfalls blockiert werden.

- **Nieren- und Leberschäden:** Die Nierenfunktion kann durch NSAIDs beeinträchtigt werden, insbesondere bei Tieren mit bereits bestehender Nierenerkran-

kung. Ältere Tiere oder solche, die eine langfristige NSAID-Therapie erhalten, haben ein erhöhtes Risiko, Nieren- oder Leberschäden zu entwickeln.

- **Herz-Kreislauf-Risiken:** Einige Studien deuten darauf hin, dass NSAIDs bei Hunden das Risiko für Herz-Kreislauf-Probleme erhöhen können, insbesondere bei langanhaltender Anwendung.

7.2.3 Vorteile von PEA gegenüber NSAIDs

PEA bietet eine sanfte und sichere Alternative zu NSAIDs, insbesondere bei Tieren, die empfindlich auf Medikamente reagieren oder eine langfristige Schmerzlinderung benötigen. Zu den wichtigsten Vorteilen von PEA gehören:

- **Keine toxischen Nebenwirkungen:** Im Gegensatz zu NSAIDs hat PEA bisher keine bekannten toxischen Nebenwirkungen. Es belastet weder den Magen-Darm-Trakt noch die Nieren oder die Leber, was es besonders geeignet für ältere Tiere oder Tiere mit bestehenden Gesundheitsproblemen macht.

- **Langfristige Anwendung möglich:** PEA kann problemlos über einen langen Zeitraum hinweg verabreicht werden, ohne dass das Risiko von Organschäden besteht. Dies ist ein großer Vorteil für Tiere mit chronischen Erkrankungen wie Arthritis, die eine kontinuierliche Schmerzlinderung benötigen.

- **Natürliche Entzündungshemmung:** PEA wirkt auf natürliche Weise, indem es die Entzündungsreaktionen im Körper moduliert, ohne die Produktion von Prostaglandinen zu blockieren. Dies macht es zu einer schonenderen Option, insbesondere für Tiere mit empfindlichem Magen oder Nierenproblemen.

7.2.4 Wann sind NSAIDs sinnvoll?

Trotz der Vorteile von PEA haben NSAIDs in bestimmten Situationen weiterhin ihren Platz in der Tiermedizin. Sie sind besonders nützlich bei akuten Schmerzen oder nach Operationen, wenn eine schnelle Schmerzlinderung erforderlich ist. In solchen Fällen können NSAIDs kurzfristig eingesetzt werden, um die schlimmsten Schmerzen zu lindern, bevor auf eine langfristige Behandlung mit PEA umgestellt wird.

- **Akute Verletzungen und postoperativer Einsatz:** NSAIDs sind oft die erste Wahl, um akute Schmerzen nach Operationen oder Verletzungen zu behandeln. Ihre schnelle Wirkung ist hier von Vorteil, um die ersten Tage nach einem Eingriff zu überbrücken, bevor auf eine sanftere Langzeitbehandlung wie PEA umgestiegen wird.

- **Kurzzeittherapie bei akuten Entzündungen:** Bei akuten Entzündungen, wie sie durch Verletzungen oder Infektionen entstehen, können NSAIDs kurzfristig eingesetzt werden, um die Entzündungsreaktion schnell zu reduzieren.

7.2.5   Wann ist PEA die bessere Wahl?

PEA ist besonders geeignet für die langfristige Behandlung von chronischen Schmerzen und Entzündungen, wie sie bei Gelenkerkrankungen, Hautproblemen oder allergischen Reaktionen auftreten. Auch Tiere, die empfindlich auf Medikamente reagieren oder bereits an Magen-Darm- oder Nierenerkrankungen leiden, profitieren von der schonenden Wirkung von PEA.

- **Chronische Erkrankungen:** Bei chronischen Erkrankungen wie Arthritis, die eine dauerhafte Schmerzlinderung erfordern, ist PEA die bevorzugte Wahl. Es kann ohne die Nebenwirkungen von NSAIDs über Monate hinweg verabreicht werden.

- **Tiere mit empfindlichem Magen oder Nierenproblemen:** Da PEA den Magen-Darm-Trakt und die Nieren nicht belastet, ist es ideal für Tiere, die bereits an Nieren- oder Leberproblemen leiden oder besonders empfindlich auf Medikamente reagieren.

NSAIDs bieten eine schnelle und effektive Schmerzlinderung bei akuten Verletzungen und postoperativen Schmerzen, sind jedoch mit erheblichen Risiken verbunden, insbesondere bei langfristiger Anwendung. PEA hingegen ist eine gut verträgliche, natürliche Alternative, die keine toxischen Nebenwirkungen verursacht und sich hervorragend für die langfristige Behandlung von chronischen Schmerzen und Entzündungen eignet. In vielen Fällen kann eine Kombination aus NSAIDs für die Akutbehandlung und PEA für die Langzeitpflege die beste Lösung sein, um die Gesundheit und das Wohlbefinden des Tieres optimal zu unterstützen.

7.3   Einsatz von PEA und anderen natürlichen Mitteln in Kombinationstherapien

Die Kombination von PEA mit anderen natürlichen Mitteln wie Kurkuma oder MSM (Methylsulfonylmethan) bietet eine wirkungsvolle Möglichkeit, verschiedene gesundheitliche Beschwerden bei Tieren ganzheitlich zu behandeln. Diese natürlichen Substanzen ergänzen sich in ihrer Wirkung und können in Kombination oft bessere Ergebnisse erzielen als einzeln. In diesem Kapitel wird erläutert, wie PEA zusammen mit anderen natürlichen Mitteln eingesetzt werden kann, um Entzündungen, Schmerzen und andere gesundheitliche Probleme bei Tieren zu lindern.

7.3.1   PEA und Kurkuma: Eine entzündungshemmende Synergie

Kurkuma ist bekannt für seine starken entzündungshemmenden Eigenschaften, die hauptsächlich auf den Inhaltsstoff Curcumin zurückzuführen sind. In der Humanmedizin und zunehmend auch in der Tiermedizin wird Kurkuma zur Behandlung von

Entzündungen, Schmerzen und degenerativen Erkrankungen wie Arthritis verwendet. Die Kombination von PEA und Kurkuma bietet eine synergetische Wirkung, da beide Substanzen auf unterschiedliche Weise Entzündungsprozesse im Körper regulieren.

- **Wie Kurkuma wirkt:** Kurkuma wirkt durch die Hemmung von NF-kB, einem Protein, das bei der Aktivierung entzündungsfördernder Gene eine Rolle spielt. Es reduziert die Produktion von entzündungsfördernden Zytokinen und lindert so Entzündungen im Körper. Dies macht es besonders wirksam bei entzündungsbedingten Schmerzen, Gelenkerkrankungen und Hautproblemen.

- **Synergie mit PEA:** PEA wirkt auf zellulärer Ebene, indem es die Mastzellen und andere Immunzellen moduliert, die bei Entzündungsprozessen beteiligt sind. Während Kurkuma vor allem auf die Hemmung von Entzündungsmediatoren abzielt, reguliert PEA die Reaktionen des Immunsystems und die Schmerzwahrnehmung. Gemeinsam können diese beiden Substanzen Entzündungen umfassend bekämpfen und die Schmerzlinderung verstärken.

- **Einsatzgebiete:** Die Kombination von PEA und Kurkuma ist besonders effektiv bei der Behandlung von Arthritis, Gelenkentzündungen und chronischen Schmerzzuständen. Beide Substanzen können auch zur Unterstützung des Immunsystems bei allergischen Reaktionen oder entzündlichen Hauterkrankungen eingesetzt werden.

7.3.2 PEA und MSM: Förderung der Gelenkgesundheit und Geweberegeneration

MSM ist eine organische Schwefelverbindung, die in der Tiermedizin häufig zur Unterstützung der Gelenkgesundheit und zur Linderung von Entzündungen eingesetzt wird. MSM hat entzündungshemmende, antioxidative und schmerzlindernde Eigenschaften und wird häufig bei der Behandlung von Arthritis und anderen degenerativen Gelenkerkrankungen verwendet. In Kombination mit PEA kann MSM die Regeneration des Gewebes unterstützen und die Entzündungsreaktionen im Körper weiter reduzieren.

- **Wie MSM wirkt:** MSM versorgt den Körper mit biologisch aktivem Schwefel, der für die Bildung von Kollagen und die Regeneration des Bindegewebes notwendig ist. Es verbessert die Durchlässigkeit der Zellmembranen und fördert so den Nährstoffaustausch und die Entgiftung des Körpers. MSM hat auch eine antioxidative Wirkung, die hilft, oxidative Schäden zu reduzieren und die Regeneration von Geweben zu fördern.

- **Synergie mit PEA:** Während PEA hauptsächlich entzündungshemmend und schmerzlindernd wirkt, unterstützt MSM die Geweberegeneration und die Gesundheit der Gelenke. Gemeinsam können diese beiden Substanzen die Symptome von degenerativen Gelenkerkrankungen wie Arthritis lindern und gleichzeitig die Heilung und den Wiederaufbau von geschädigtem Gewebe fördern.

- **Einsatzgebiete:** PEA und MSM sind eine hervorragende Kombination zur Behandlung von Gelenkproblemen, insbesondere bei älteren Tieren oder Tieren mit degenerativen Erkrankungen wie Arthritis. Diese Kombination kann auch bei Verletzungen oder nach Operationen eingesetzt werden, um die Heilung zu unterstützen und Schmerzen zu lindern.

7.3.3 PEA und Omega-3-Fettsäuren: Unterstützung des Immunsystems

Omega-3-Fettsäuren, die in Fischöl und anderen Quellen vorkommen, sind bekannt für ihre entzündungshemmenden Eigenschaften und ihre Fähigkeit, das Immunsystem zu unterstützen. Sie spielen eine wichtige Rolle bei der Reduktion chronischer Entzündungen und tragen zur Gesundheit von Herz, Gehirn und Gelenken bei. In Kombination mit PEA können Omega-3-Fettsäuren dazu beitragen, das Immunsystem zu stärken und chronische Entzündungen im Körper weiter zu reduzieren.

- **Wie Omega-3-Fettsäuren wirken:** Omega-3-Fettsäuren, insbesondere EPA und DHA, sind essentielle Fettsäuren, die Entzündungsprozesse im Körper regulieren. Sie fördern die Produktion entzündungshemmender Mediatoren und reduzieren die Produktion von Entzündungsstoffen wie Prostaglandinen und Leukotrienen. Dadurch helfen sie, chronische Entzündungen zu kontrollieren und die Gesundheit von Gelenken, Haut und Herz zu unterstützen.

- **Synergie mit PEA:** PEA und Omega-3-Fettsäuren wirken beide entzündungshemmend, aber auf unterschiedliche Weise. Omega-3-Fettsäuren zielen auf die Lipidmediatoren der Entzündung ab, während PEA die Aktivität von Immunzellen reguliert. Diese Kombination bietet eine umfassende Entzündungshemmung und unterstützt das Immunsystem dabei, ein gesundes Gleichgewicht aufrechtzuerhalten.

- **Einsatzgebiete:** Die Kombination von PEA und Omega-3-Fettsäuren eignet sich hervorragend zur Unterstützung der allgemeinen Gesundheit und des Immunsystems. Sie kann bei chronischen Entzündungen, allergischen Reaktionen und Hautproblemen eingesetzt werden. Auch ältere Tiere profitieren von dieser Kombination, da sie die Gelenkgesundheit und die Herzfunktion unterstützt.

7.3.4 Wann ist eine Kombinationstherapie sinnvoll?

Die Kombination von PEA mit anderen natürlichen Mitteln ist besonders sinnvoll, wenn eine umfassende Behandlung verschiedener Aspekte eines gesundheitlichen Problems erforderlich ist. Tiere, die an chronischen Entzündungen, degenerativen Gelenkerkrankungen oder Hautproblemen leiden, können von der synergetischen Wirkung dieser Substanzen profitieren.

- **Chronische Entzündungen und Schmerzen:** Tiere, die an chronischen Schmerzzuständen wie Arthritis leiden, profitieren von einer Kombination aus

PEA, MSM und Kurkuma, da diese Substanzen gemeinsam die Entzündungen bekämpfen, die Schmerzen lindern und die Gelenkgesundheit unterstützen.

- **Postoperative Genesung und Geweberegeneration:** Nach Operationen oder bei Verletzungen kann die Kombination von PEA und MSM die Heilung unterstützen, indem sie Entzündungen reduzieren und die Regeneration des Gewebes fördern.

- **Unterstützung des Immunsystems:** Tiere, die an allergischen Reaktionen oder chronischen Hautproblemen leiden, können von einer Kombination aus PEA und Omega-3-Fettsäuren profitieren, um das Immunsystem zu stärken und die Entzündungsreaktionen zu kontrollieren.

Die Kombination von PEA mit anderen natürlichen Mitteln wie Kurkuma, MSM und Omega-3-Fettsäuren bietet eine ganzheitliche und effektive Möglichkeit, gesundheitliche Probleme bei Tieren zu behandeln. Durch die synergetische Wirkung dieser Substanzen können Entzündungen umfassend bekämpft, Schmerzen gelindert und die Geweberegeneration gefördert werden. Besonders bei chronischen Beschwerden oder zur Unterstützung der Genesung nach Operationen bieten diese Kombinationstherapien eine natürliche und gut verträgliche Alternative zu herkömmlichen Medikamenten.

7.4 Wann PEA als Monotherapie und wann als Ergänzung zu anderen Behandlungen eingesetzt werden sollte

PEA ist aufgrund seiner entzündungshemmenden und schmerzlindernden Eigenschaften eine vielseitige Substanz, die sowohl als Monotherapie als auch in Kombination mit anderen Behandlungen verwendet werden kann. Die Entscheidung, ob PEA allein oder in Kombination mit anderen Therapien eingesetzt werden sollte, hängt von der Art der Beschwerden, der Schwere der Erkrankung und dem Gesundheitszustand des Tieres ab. In diesem Unterkapitel wird erläutert, wann PEA als alleinige Therapie sinnvoll ist und wann es als Ergänzung zu anderen Behandlungsansätzen verwendet werden sollte.

7.4.1　PEA als Monotherapie: Wann ist es ausreichend?

PEA kann als Monotherapie verwendet werden, wenn die Beschwerden des Tieres mild bis moderat sind und eine natürliche, schonende Behandlung ausreichend ist, um die Symptome zu kontrollieren. Besonders bei Tieren, die empfindlich auf herkömmliche Schmerzmittel oder Entzündungshemmer reagieren, kann PEA eine wirksame und gut verträgliche Alternative darstellen.

- **Chronische Schmerzen und Entzündungen:** Bei Tieren mit chronischen, aber stabilen Erkrankungen wie Arthritis, Hautproblemen oder leichten Gelenkentzündungen kann PEA oft als alleinige Therapie ausreichend sein. Da PEA über einen längeren Zeitraum hinweg sicher verabreicht werden kann, eignet es sich besonders für die Langzeitbehandlung von chronischen Beschwerden. Es lindert die Entzündungen und Schmerzen, ohne den Organismus zu belasten.

- **Allergische Reaktionen und Hautprobleme:** Bei Tieren, die unter milden bis moderaten allergischen Reaktionen oder Hautproblemen leiden, kann PEA als Monotherapie eingesetzt werden, um die Entzündungen zu reduzieren und den Juckreiz zu lindern. Besonders bei Tieren, die empfindlich auf herkömmliche Hautmedikamente wie Kortison reagieren, bietet PEA eine natürliche und sanfte Alternative.

- **Langfristige Anwendung zur Prävention:** PEA kann auch zur präventiven Behandlung von Tieren eingesetzt werden, die anfällig für Gelenk- oder Hautprobleme sind. In diesen Fällen kann PEA allein ausreichen, um Entzündungen vorzubeugen und die Gesundheit des Tieres langfristig zu unterstützen.

7.4.2 Wann PEA als Ergänzung sinnvoll ist

In vielen Fällen kann die Kombination von PEA mit anderen Behandlungen oder Therapien die besten Ergebnisse liefern, insbesondere wenn die Beschwerden schwerwiegender oder akuter Natur sind. PEA kann die Wirkung anderer Medikamente verstärken oder helfen, die Dosis von stärkeren, potenziell belastenden Medikamenten zu reduzieren.

- **Akute Schmerzen und postoperativer Einsatz:** Nach Operationen oder bei akuten Verletzungen, die mit starken Schmerzen und Entzündungen einhergehen, kann PEA als Ergänzung zu herkömmlichen Schmerzmitteln wie NSAIDs verwendet werden. Während die NSAIDs eine schnelle Schmerzlinderung bieten, unterstützt PEA die langfristige Regulierung der Entzündungsprozesse und hilft, die Heilung zu beschleunigen. Diese Kombination ist besonders vorteilhaft, da PEA dazu beitragen kann, die Dosis von NSAIDs zu verringern und somit die Nebenwirkungen zu minimieren.

- **Chronische Schmerzzustände:** Bei Tieren mit schwerwiegenden chronischen Erkrankungen wie fortgeschrittener Arthritis oder degenerativen Gelenkproblemen reicht PEA allein möglicherweise nicht aus, um die Schmerzen vollständig zu lindern. In solchen Fällen kann PEA in Kombination mit anderen schmerzlindernden oder entzündungshemmenden Therapien eingesetzt werden, um eine umfassendere Schmerzkontrolle zu gewährleisten. PEA wirkt hier unterstützend, indem es die Entzündungen reduziert und den Bedarf an synthetischen Schmerzmitteln verringert.

- **Allergien und Immunerkrankungen:** Bei schwereren allergischen Reaktionen oder Immunerkrankungen kann PEA als Ergänzung zu Antihistaminika

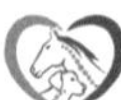

oder Immunmodulatoren eingesetzt werden. PEA hilft dabei, die überschießenden Entzündungsreaktionen des Immunsystems zu regulieren, während andere Medikamente die spezifischen Symptome bekämpfen. Diese Kombination kann besonders effektiv bei Tieren sein, die unter starken allergischen Reaktionen oder Autoimmunerkrankungen leiden.

7.4.3 Kombination mit physiotherapeutischen Maßnahmen

PEA lässt sich nicht nur gut mit Medikamenten, sondern auch mit nicht-medikamentösen Behandlungsansätzen wie Physiotherapie oder Akupunktur kombinieren. Bei Tieren mit chronischen Gelenk- oder Muskelschmerzen kann die gleichzeitige Anwendung von PEA und physikalischen Therapien die Mobilität und das Wohlbefinden des Tieres deutlich verbessern.

- **Physiotherapie bei Gelenkerkrankungen:** Die entzündungshemmende und schmerzlindernde Wirkung von PEA unterstützt physiotherapeutische Maßnahmen, die darauf abzielen, die Beweglichkeit zu verbessern und die Muskulatur zu stärken. PEA kann dazu beitragen, die Schmerzen während der Therapie zu lindern, sodass das Tier die Übungen besser ausführen kann.

- **Akupunktur und andere alternative Therapien:** PEA kann auch in Kombination mit Akupunktur oder anderen alternativen Therapien eingesetzt werden, die auf die Schmerz- und Entzündungsregulation abzielen. Diese Kombination ist besonders geeignet für Tiere, die auf eine ganzheitliche Behandlung setzen und chemische Medikamente möglichst vermeiden möchten.

7.4.4 Langfristige Ergänzung zu synthetischen Medikamenten

Eine der größten Stärken von PEA ist seine Fähigkeit, synthetische Medikamente zu ergänzen und deren Nebenwirkungen zu minimieren. Viele Tierhalter, die auf herkömmliche Schmerzmittel wie NSAIDs oder Kortikosteroide angewiesen sind, suchen nach natürlichen Ergänzungen, um die Dosis dieser Medikamente zu reduzieren und die Belastung des Körpers zu verringern. PEA bietet hier eine ausgezeichnete Lösung.

- **Reduktion der Medikamentendosis:** Bei der Langzeitanwendung von Schmerzmitteln wie NSAIDs oder Kortison besteht immer das Risiko von Nebenwirkungen wie Magengeschwüren, Nieren- oder Leberschäden. PEA kann dazu beitragen, die entzündungshemmende Wirkung dieser Medikamente zu verstärken, sodass die Dosis der synthetischen Medikamente verringert werden kann, ohne dass die Schmerzkontrolle leidet.

- **Langfristige Unterstützung bei chronischen Erkrankungen:** PEA eignet sich hervorragend als dauerhafte Ergänzung bei Tieren mit chronischen Erkrankungen, die auf eine kontinuierliche Schmerz- oder Entzündungsbehandlung

angewiesen sind. Es bietet eine sanfte und gut verträgliche Unterstützung, die langfristig eingesetzt werden kann, ohne den Organismus zu belasten.

7.4.5 Wann sollte PEA nicht als Monotherapie verwendet werden?

Es gibt bestimmte Situationen, in denen PEA als alleinige Therapie möglicherweise nicht ausreicht, insbesondere bei schwerwiegenden oder akuten Erkrankungen, die eine sofortige und starke Behandlung erfordern. In diesen Fällen sollte PEA immer als Ergänzung zu anderen Behandlungen eingesetzt werden.

- **Akute Notfälle:** Bei akuten Verletzungen oder postoperativen Schmerzen ist PEA oft nicht schnell genug wirksam, um die Schmerzen sofort zu lindern. In solchen Fällen sollten zunächst herkömmliche Schmerzmittel eingesetzt werden, und PEA kann nachfolgend zur Unterstützung der Heilung und langfristigen Schmerzlinderung verwendet werden. Abgesehen davon sind akute Notfälle ein Fall für den Tierarzt.

- **Schwerwiegende chronische Erkrankungen:** Bei fortgeschrittenen chronischen Erkrankungen, die starke Schmerzen verursachen, reicht PEA möglicherweise nicht aus, um die Beschwerden vollständig zu lindern. Hier kann PEA als Ergänzung zu stärkeren Schmerzmitteln verwendet werden, um die Gesamtwirkung zu verbessern und die Nebenwirkungen zu reduzieren.

PEA ist eine flexible und gut verträgliche Substanz, die in vielen Fällen als Monotherapie eingesetzt werden kann, insbesondere bei milden bis moderaten Beschwerden. In schwereren Fällen oder bei akuten Erkrankungen kann PEA jedoch am effektivsten als Ergänzung zu anderen Behandlungen eingesetzt werden. Es bietet eine natürliche und sichere Möglichkeit, synthetische Medikamente zu ergänzen und deren Nebenwirkungen zu reduzieren, während es gleichzeitig zur langfristigen Entzündungs- und Schmerzregulation beiträgt. Die Entscheidung, ob PEA allein oder in Kombination verwendet wird, hängt von den individuellen Bedürfnissen des Tieres und der Art der Beschwerden ab.

8. Schlusswort: Natürliche Wege zu mehr Tierwohl

8.1 Zusammenfassung der Vorteile von PEA für Tier und Halter

PEA hat sich als eine vielseitige und gut verträgliche Substanz in der Tiermedizin etabliert. Die Vorteile für sowohl Tiere als auch ihre Halter sind zahlreich und unterstreichen, warum PEA zu einer wertvollen Ergänzung in der natürlichen Behandlung von Schmerzen und Entzündungen geworden ist.

Für Tiere bietet PEA eine sanfte und wirkungsvolle Unterstützung bei einer Vielzahl von Beschwerden. Ob bei chronischen Gelenkerkrankungen wie Arthritis, Hautproblemen, allergischen Reaktionen oder auch in der postoperativen Genesung – PEA greift auf natürliche Weise in die entzündungsfördernden Prozesse des Körpers ein und reguliert diese ohne die Nebenwirkungen, die oft mit synthetischen Schmerzmitteln und Entzündungshemmern verbunden sind. Insbesondere bei älteren Tieren oder solchen, die auf chemische Medikamente empfindlich reagieren, bietet PEA eine gut verträgliche und sichere Alternative.

Ein weiterer Vorteil ist die Möglichkeit, PEA langfristig einzusetzen. Da PEA eine körpereigene Substanz ist, wird es gut vom Organismus aufgenommen und kann über Monate oder Jahre hinweg verabreicht werden, ohne den Organismus zu belasten. Dies macht es ideal für Tiere mit chronischen Beschwerden, die auf eine dauerhafte Behandlung angewiesen sind. Für Halter bedeutet dies eine einfache Möglichkeit, das Wohlbefinden ihrer Tiere langfristig zu fördern, ohne die Risiken toxischer Nebenwirkungen einzugehen.

Auch die Flexibilität von PEA in der Anwendung ist ein Pluspunkt. Es kann sowohl als Monotherapie als auch in Kombination mit anderen Behandlungen verwendet werden. Diese Flexibilität ermöglicht es, PEA gezielt an die individuellen Bedürfnisse des Tieres anzupassen, sei es zur Behandlung von leichten bis mittelschweren Beschwerden oder als Ergänzung zu stärkeren Therapien bei schweren oder akuten Erkrankungen.

Für Tierhalter bietet PEA die Möglichkeit, ihre Tiere auf natürliche Weise zu unterstützen, ohne auf starke Medikamente zurückgreifen zu müssen. Dies stärkt das Vertrauen in die Therapie, da Halter sicher sein können, dass sie ihren Tieren eine schonende, aber effektive Lösung bieten. Die regelmäßige Gabe von PEA lässt sich problemlos in den Alltag integrieren, und viele Halter berichten von einer spürbaren Verbesserung der Lebensqualität ihrer Tiere.

Insgesamt zeigt sich, dass PEA eine wertvolle natürliche Unterstützung in der Tiergesundheit darstellt. Es bietet eine effektive, sanfte und gut verträgliche Lösung für eine Vielzahl von gesundheitlichen Herausforderungen, von chronischen Schmerzen bis hin zu entzündlichen Erkrankungen. Für Halter bedeutet dies die Möglichkeit, die Gesundheit ihrer Tiere auf eine natürliche, sichere und nachhaltige Weise zu fördern, und dabei das Tierwohl langfristig zu unterstützen.

8.2 Ausblick auf neue Trends und therapeutische Ansätze

Die Anwendung von PEA (Palmitoylethanolamid) in der Tiermedizin hat bereits vielversprechende Ergebnisse gezeigt, doch die Forschung und Entwicklung in diesem Bereich stehen noch am Anfang. In den kommenden Jahren werden voraussichtlich neue therapeutische Ansätze und innovative Einsatzmöglichkeiten von PEA und anderen natürlichen Substanzen zur Verbesserung des Tierwohls entwickelt. Dieser Ausblick zeigt, welche Trends in der Zukunft zu erwarten sind und wie sie die Behandlungsmöglichkeiten für Tiere weiter verbessern könnten.

8.2.1 Erweiterung der Forschung zu PEA

Obwohl PEA bereits gut erforscht ist, konzentriert sich die aktuelle Forschung vor allem auf die Anwendung bei chronischen Entzündungen, Schmerzen und allergischen Reaktionen. Zukünftig wird es hoffentlich vermehrt Studien geben, die die Wirksamkeit von PEA bei einer breiteren Palette von Erkrankungen untersuchen, einschließlich neurologischer Probleme, degenerativer Erkrankungen und spezifischer Gesundheitsprobleme bei älteren Tieren.

Darüber hinaus könnten personalisierte Therapieansätze an Bedeutung gewinnen, bei denen die Dosierung und Kombination von PEA mit anderen natürlichen Substanzen gezielt an die individuellen Bedürfnisse des Tieres angepasst wird. Dies würde eine noch präzisere und effektivere Behandlung ermöglichen, die auf den spezifischen Gesundheitszustand und die genetischen Faktoren jedes Tieres abgestimmt ist.

8.2.2 Kombinationstherapien mit natürlichen Mitteln

Ein wachsender Trend in der Tiermedizin könnte die Kombination von PEA mit anderen natürlichen Wirkstoffen sein, um die Behandlungsergebnisse zu optimieren. In der Zukunft könnten wir mehr Forschungen sehen, die sich darauf konzentrieren, welche Kombinationen von natürlichen Substanzen am effektivsten sind, um bestimmte Beschwerden zu behandeln. Dazu könnten Pflanzenextrakte wie Kurkuma, Boswellia oder Omega-3-Fettsäuren gehören, die gemeinsam mit PEA eine synergistische Wirkung entfalten könnten.

Auch die Erforschung der Kombination von PEA mit probiotischen Behandlungen zur Unterstützung des Magen-Darm-Trakts und des Immunsystems könnte an Bedeutung gewinnen. Probiotika spielen eine entscheidende Rolle bei der Regulierung des Immunsystems, und die Kombination mit entzündungshemmenden Substanzen wie PEA könnte den gesundheitlichen Nutzen für Tiere weiter steigern.

8.2.3 Integrative Medizin für Tiere

Ein weiterer aufkommender Trend ist die integrative Tiermedizin, bei der konventionelle medizinische Behandlungen mit natürlichen und alternativen Ansätzen kombiniert werden. In diesem Rahmen wird PEA eine zentrale Rolle spielen, da es sich nahtlos in eine ganzheitliche Behandlung einfügt und die Bedürfnisse des gesamten Tieres berücksichtigt. Tierärzte, die integrative Ansätze verfolgen, könnten PEA verstärkt als Teil eines umfassenden Behandlungsplans nutzen, der auch Akupunktur, Physiotherapie oder pflanzliche Heilmittel umfasst.

Die Zukunft der Tiermedizin und die Anwendung von PEA versprechen aufregende Entwicklungen. Mit der fortschreitenden Forschung und der wachsenden Akzeptanz natürlicher, gut verträglicher Behandlungen wie PEA wird es in den kommenden Jahren immer mehr innovative Möglichkeiten geben, die Gesundheit und das Wohlbefinden unserer Tiere zu unterstützen. Durch die Kombination moderner Technologie, fortgeschrittener Forschung und natürlicher Heilmittel könnten neue Standards für die Pflege und Behandlung von Tieren gesetzt werden, die das Tierwohl weiter in den Vordergrund stellen.

8.3 Aufruf, die Gesundheit unserer Tiere mit natürlichen, gut verträglichen Lösungen zu fördern

Die Verantwortung für das Wohl unserer Tiere liegt in unseren Händen. In einer Welt, in der zunehmend auf chemische und synthetische Behandlungsformen zurückgegriffen wird, ist es umso wichtiger, auch die natürlichen und schonenden Alternativen nicht zu übersehen. PEA steht exemplarisch für den Trend hin zu natürlichen, gut verträglichen Lösungen, die nicht nur die Symptome lindern, sondern auch das allgemeine Wohlbefinden der Tiere nachhaltig unterstützen.

8.3.1 Natürliche Alternativen in den Fokus rücken

Der Einsatz natürlicher Substanzen wie PEA ermöglicht es, die Gesundheit von Tieren auf sanfte Weise zu fördern, ohne deren Organismus zu belasten. Gerade bei chronischen Erkrankungen, die oft eine dauerhafte Therapie erfordern, sind natürliche Ansätze von unschätzbarem Wert. Sie bieten eine Möglichkeit, den langfristigen Gesundheitszustand des Tieres zu stabilisieren, ohne dass die Nebenwirkungen synthetischer Medikamente den Körper zusätzlich belasten.

Tierhalter sind dazu aufgerufen, sich intensiv mit den natürlichen Behandlungsoptionen auseinanderzusetzen und gemeinsam mit Tierärzten eine individuell abgestimmte Therapie zu entwickeln. Es geht nicht darum, synthetische Medikamente grundsätzlich abzulehnen, sondern vielmehr darum, eine gesunde Balance zu finden und natürliche Lösungen wie PEA als wertvolle Ergänzung oder Alternative in Betracht zu ziehen.

8.3.2 Tierärzte und Tierhalter gemeinsam für das Wohl der Tiere

Ein wesentlicher Bestandteil einer erfolgreichen Behandlung ist die enge Zusammenarbeit zwischen Tierärzten und Tierhaltern. Natürliche Therapien wie PEA bieten den Vorteil, dass sie häufig in Kombination mit traditionellen Behandlungen eingesetzt werden können, um die besten Ergebnisse zu erzielen. Tierhalter sollten offen mit ihrem Tierarzt darüber sprechen, welche natürlichen Alternativen in Betracht kommen und wie diese in den Behandlungsplan integriert werden können.

Tierärzte wiederum sind aufgerufen, sich über die neuesten Entwicklungen in der natürlichen Tiermedizin zu informieren und diese Optionen in ihre Praxis zu integrieren. Die Vorteile von PEA und anderen natürlichen Mitteln liegen klar auf der Hand: Sie fördern das Wohlbefinden des Tieres, ohne die typischen Risiken, die mit starken Medikamenten einhergehen, und bieten eine nachhaltige Unterstützung der Gesundheit.

8.3.3 Langfristiges Tierwohl durch präventive Maßnahmen

Die Zukunft der Tiergesundheit liegt nicht nur in der Behandlung akuter oder chronischer Beschwerden, sondern auch in der Prävention. Natürliche Mittel wie PEA können auch präventiv eingesetzt werden, um Tieren ein gesundes und langes Leben zu ermöglichen. Durch eine frühzeitige Integration solcher Mittel in die Pflege und das tägliche Wohlfühlprogramm eines Tieres kann das Risiko für zukünftige Gesundheitsprobleme gesenkt werden.

Es ist an der Zeit, die natürlichen Möglichkeiten, die uns zur Verfügung stehen, voll auszuschöpfen. Tierhalter, Therapeuten und Tierärzte haben gemeinsam die Chance, durch den bewussten Einsatz gut verträglicher, natürlicher Substanzen wie PEA einen großen Beitrag zum Wohl unserer Tiere zu leisten – sowohl im Akutfall als auch in der langfristigen Pflege.

Die Gesundheit unserer Tiere sollte uns am Herzen liegen. Natürliche Lösungen wie PEA bieten eine sanfte und effektive Möglichkeit, Schmerzen zu lindern, Entzündungen zu reduzieren und das allgemeine Wohlbefinden zu fördern. In Zusammenarbeit mit Tierärzten können Tierhalter sicherstellen, dass sie die besten Behandlungsoptionen für ihre Tiere wählen – und dass sie dabei sowohl auf bewährte als auch auf neue, natürliche Ansätze setzen. Lasst uns gemeinsam daran arbeiten, das

Tierwohl auf natürliche, sanfte und nachhaltige Weise zu fördern, damit unsere tierischen Begleiter ein glückliches und gesundes Leben führen können.

9.   Anhang:

9.1   FAQs zur Anwendung von PEA bei Tieren

1. Was ist PEA und wie wirkt es bei Tieren?

PEA (Palmitoylethanolamid) ist eine körpereigene Substanz, die in Tieren und Menschen vorkommt. Es wirkt entzündungshemmend und schmerzlindernd, indem es die Aktivität von Immunzellen reguliert, die an Entzündungsreaktionen beteiligt sind. PEA wird zur Behandlung von chronischen Schmerzen, Entzündungen und allergischen Reaktionen bei Tieren eingesetzt.

2. Bei welchen Erkrankungen kann PEA eingesetzt werden?**

PEA kann bei einer Vielzahl von Erkrankungen eingesetzt werden, darunter Arthritis, Hautprobleme, allergische Reaktionen, degenerative Gelenkerkrankungen, Nervenschäden und entzündliche Darmerkrankungen. Es eignet sich sowohl für chronische Beschwerden als auch zur Unterstützung der postoperativen Genesung.

3. Ist PEA sicher für Tiere?

Ja, PEA gilt als sehr sicher für Tiere. Es ist eine natürliche Substanz, die der Körper selbst produziert, und hat keine bisher bekannten toxischen Nebenwirkungen. PEA kann langfristig ohne Belastung für den Organismus verabreicht werden und ist gut verträglich, selbst bei empfindlichen Tieren.

4. Wie wird PEA verabreicht?

PEA ist hauptsächlich in Pulver- und Kapselform erhältlich. Es kann über das Futter verabreicht werden, indem das Pulver in das Futter gemischt oder die Kapsel mit einem Leckerli gegeben wird. Es ist auch möglich, eine Paste aus dem Pulver herzustellen, die direkt ins Maul des Tieres gegeben werden kann.

5. Wie lange dauert es, bis PEA wirkt?

Die Wirkung von PEA tritt in der Regel nach einigen Tagen bis Wochen regelmäßiger Einnahme ein. Bei chronischen Beschwerden kann es etwas länger dauern, bis eine spürbare Verbesserung eintritt. Die genaue Zeit hängt von der Art und Schwere der Erkrankung ab.

6. Kann PEA mit anderen Medikamenten kombiniert werden?

Ja, PEA kann problemlos mit anderen Medikamenten kombiniert werden. Es gibt keine bekannten Wechselwirkungen mit gängigen Schmerzmitteln oder Entzündungshemmern. Tatsächlich kann PEA die Wirkung solcher Medikamente unterstützen und dazu beitragen, deren Dosis zu reduzieren, um Nebenwirkungen zu minimieren.

7. Gibt es Nebenwirkungen bei der Anwendung von PEA?

PEA hat keine bisher bekannten schwerwiegenden Nebenwirkungen. In seltenen Fällen kann es zu leichten Magen-Darm-Beschwerden wie Durchfall oder Erbrechen kommen, insbesondere wenn die Dosis zu schnell gesteigert wird. Es ist daher ratsam, die Dosis langsam einzuschleichen.

8. Wie sollte die Dosierung von PEA angepasst werden?

Es ist wichtig, die Dosierung von PEA an das Gewicht des Tieres und die Art der Beschwerden anzupassen. Beginne mit einer niedrigen Dosis und steigere diese schrittweise, um sicherzustellen, dass das Tier die Substanz gut verträgt. Detaillierte Dosierungstabellen für Pferde, Hunde und Katzen findest du im Anhang.

9. Kann PEA auch präventiv eingesetzt werden?

Ja, PEA kann präventiv verwendet werden, um Entzündungen vorzubeugen und die allgemeine Gesundheit zu fördern, insbesondere bei älteren Tieren oder solchen, die anfällig für Gelenk- oder Hautprobleme sind.

9.2 Detaillierte Dosierungstabellen für Pferde, Hunde und Katzen

Dosierung für Pferde in mg/Tag je nach Schweregrad der Beschwerden

Gewicht	Leicht	Mittel	Schwer
300–400 kg	1.000–1.200 mg	1.200–1.500 mg	1.500–2.000 mg
400–500 kg	1.200–1.500 mg	1.500–1.800 mg	1.800–2.200 mg
500–600 kg	1.500–1.800 mg	1.800–2.100 mg	2.100–2.500 mg
600–700 kg	1.800–2.100 mg	2.100–2.400 mg	2.400–2.800 mg

Hinweis: Die Dosis sollte zu Beginn eingeschlichen werden, beginnend mit etwa 25 % der vollen Dosis, die innerhalb von 7–10 Tagen gesteigert wird.

Empfehlung: PEA kann mit Futter vermischt oder als Paste verabreicht werden.

Dosierung für Hunde in mg/Tag je nach Schweregrad der Beschwerden

Gewicht	Leicht	Mittel	Schwer
2–5 kg	50–100 mg	100–150 mg	150–200 mg
5–10 kg	100–150 mg	150–200 mg	200–300 mg
10–20 kg	150–300 mg	300–400 mg	400–600 mg
20–30 kg	300–500 mg	500–700 mg	700–900 mg
30–40 kg	500–700 mg	700–900 mg	900–1.200 mg
40–50 kg	700–900 mg	900–1.200 mg	1.200–1.500 mg

Hinweis: Beginne mit 25 % der vollen Dosis und steigere diese allmählich innerhalb von 7–10 Tagen.
Empfehlung: PEA kann ins Futter gemischt oder mit einem Leckerli verabreicht werden.

Dosierung für Katzen in mg/Tag je nach Schweregrad der Beschwerden

Gewicht	Leicht	Mittel	Schwer
2–3 kg	30–50 mg	50–75 mg	75–100 mg
3–4 kg	50–75 mg	75–100 mg	100–150 mg
4–5 kg	75–100 mg	100–150 mg	150–200 mg
5–6 kg	100–150 mg	150–200 mg	200–250 mg

Hinweis: Auch bei Katzen sollte die Dosis schrittweise gesteigert werden, beginnend mit 25 % der vollen Dosis.
Empfehlung: PEA kann ins Nassfutter gemischt oder als Paste verabreicht werden.

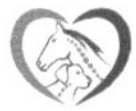

9.3 Verweise auf Studien

Für eine fundierte Anwendung von PEA in der Tiermedizin ist es wichtig, auf wissenschaftliche Erkenntnisse und Forschungsergebnisse zurückzugreifen. Die folgenden Verweise auf Studien und wissenschaftliche Artikel bieten eine wertvolle Grundlage für weiterführende Recherchen und vertiefte Informationen zur Wirksamkeit von PEA bei Tieren. Diese Literatur kann sowohl Tierärzten als auch interessierten Tierhaltern helfen, die Wirkungsweise und Einsatzgebiete von PEA besser zu verstehen.

Wirkung von PEA bei atopischer Dermatitis

Diese Studie zeigte eine signifikante Reduktion von Juckreiz und Hautläsionen sowie eine Verbesserung der Lebensqualität der Hunde. Bei 58% der Hunde wurde eine Reduktion des Juckreizes um mehr als 2 cm auf einer visuellen Analogskala festgestellt, und 62% erreichten einen Remissionswert im Canine Atopic Dermatitis Lesion Index (CADLI)

Quelle https://onlinelibrary.wiley.com/doi/10.1111/vde.12250

Die Rolle von PEA bei der Behandlung eosinophiler Granulome

Diese Studien deuten darauf hin, dass PEA ein wirksames und sicheres Mittel zur Behandlung bestimmter entzündlicher und allergischer Erkrankungen bei Hunden und Katzen sein könnte.

Quelle: https://pmc.ncbi.nlm.nih.gov/articles/PMC9496254/

PEA in der Schmerztherapie für Pferde mit Lahmheiten

Diese Ergebnisse deuten darauf hin, dass PEA bei der Behandlung von Gelenkerkrankungen und der Linderung von Schmerzen bei Pferden wirksam sein könnte.

Quelle: https://pubmed.ncbi.nlm.nih.gov/32825646/

PEA für Schmerzreduktion und -modulation beim Menschen

Eine randomisierte, placebokontrollierte, doppelt verblindete Cross-over-Studie mit 14 gesunden Freiwilligen zeigte, dass PEA die Intensität des Hitzeschmerzes um mehr als 20% reduzierte und klinisch relevante analgetische Eigenschaften besitzt, die sowohl auf periphere und zentrale Mechanismen als auch auf die Schmerzmodulation wirken.

9.4 Danke

Liebe Leserinnen und Leser,

es war uns eine Freude, euch durch die faszinierende Welt von PEA und seine Anwendung in der Tiermedizin zu führen. Gemeinsam haben wir die Vorteile, wissenschaftlichen Erkenntnisse und vielfältigen Einsatzmöglichkeiten dieser natürlichen Substanz erkundet. Wir hoffen, dass dieses Buch euch dabei hilft, das Wohl eurer Tiere mit gut verträglichen, natürlichen Lösungen zu fördern und neue Perspektiven für eine ganzheitliche Tiergesundheit zu entdecken.

Denkt immer daran: Die Gesundheit unserer tierischen Begleiter liegt in euren Händen und oft können sanfte natürliche Wege die besten Resultate erzielen. Möge PEA ein wertvolles Mittel auf diesem Weg sein – für mehr Lebensqualität und Wohlbefinden eurer Tiere.

Wir wünschen euch und euren Tieren Gesundheit, Freude und ein erfülltes Zusammenleben.

Mit herzlichen Grüßen

Eure Wirbel&Herzies